I0396771

शिवाम्बू "जीवनाचे अमृत"

मुत्र चिकित्सेच्या सहाय्याने कर्करोग बरा करा

सर्जरी आणि केमोथेरपी पासून वाचू शकता

अध्याय - २

मुत्र चिकित्सेच्या सहाय्याने मधुमेह नियंत्रित/बरा करा

शिवाम्बू "जीवनाचे अमृत"

जगदीश आर भूरानी

notionpress.com

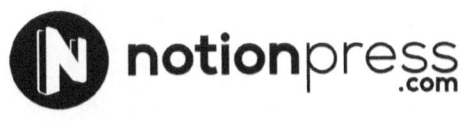

INDIA • SINGAPORE • MALAYSIA

Notion Press

Old No. 38, New No. 6
McNichols Road, Chetpet
Chennai - 600 031

First Published by Notion Press 2020
Copyright © Jagdish R Bhurani 2020
All Rights Reserved.

ISBN 978-1-64783-592-7

This book has been published with all efforts taken to make the material error-free after the consent of the author. However, the author and the publisher do not assume and hereby disclaim any liability to any party for any loss, damage, or disruption caused by errors or omissions, whether such errors or omissions result from negligence, accident, or any other cause.

While every effort has been made to avoid any mistake or omission, this publication is being sold on the condition and understanding that neither the author nor the publishers or printers would be liable in any manner to any person by reason of any mistake or omission in this publication or for any action taken or omitted to be taken or advice rendered or accepted on the basis of this work. For any defect in printing or binding the publishers will be liable only to replace the defective copy by another copy of this work then available.

लेखक:

जगदीश आर. भूरानी
बंगळूर - ५६००७६

वेब साईट: www.urinetherapy.in

ईमेल: jbhurani@gmail.com
jbhurani@urinetherapy.in

मोबाईल: ०९३४२८ ७२५७८

या भाषांमध्ये प्रकाशितः- इंग्रजी हिंदी तमिळ आणि कन्नड नोशन प्रेस, चेन्नई द्वारे, २०१६

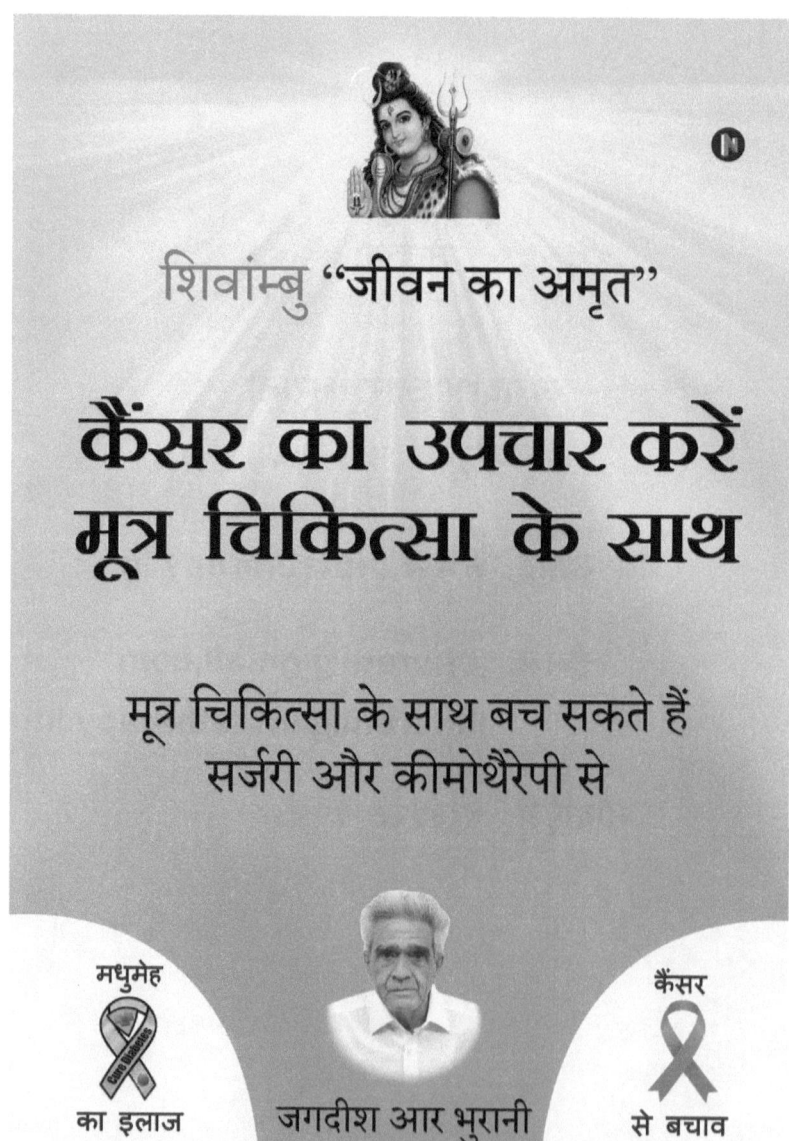

विषय सूची

1. डॉ. बल्लाळ यांचे आयुर केअर क्लिनिक 3
2. आर. सी. अग्रवाल वकील 7
3. "उत्तम आरोग्याचे गुपित या विषयावरील शैक्षणिक विभाग" 10
4. मुत्र चिकित्सेबद्दलची जागरूकता लाखो लोकांचे प्राण वाचवू शकते 13
5. "मुत्र चिकित्सा" १००% सुरक्षित आहे अगदी योगाप्रमानेच 14
6. मुत्र चिकित्सा 16
7. आपल्यामधील अद्भुत उपाय लक्षात घ्या 18
8. मुत्र चिकित्सेच्या सहाय्याने कर्करोग बरा करा आपल्यामध्येच उपचार शक्ती आहे 22
9. कर्करोग बरा करा शस्त्रकीया आणि केमोथेरपी टाळा 29
10. मुत्र चिकित्सा कर्करोगाच्या पेशींना नष्ट करू शकते तेही इतर कोणत्याही सक्रीय पेशींना नष्ट न करता 33
11. "मुत्र चिकित्सा" वाचण्याचे शक्यता वाढवू शकते आणि यामुळे कर्करोगामुळे होणाऱ्या मृत्यूंच्या संख्येत घट होऊ शकते 36
12. मेडिकल - बॉम्बशेल! असे आढळून आले आहे की केमोथेरपीमुळे कर्करोग पसरतो 39
13. स्वयं-मुत्र चिकित्सा (शिवाम्बू कल्प):- दामार तंत्रामध्ये वर्णन केल्याप्रमाणे भारतीय आवृत्ती 43
14. दामार तंत्रामधील "शिवाम्बू" 45
15. प्राचीन संदर्भ 47
16. प्राचीन उल्लेख 48
17. मुत्र उपवास 52

विषय सूची

18.	माझा वैयक्तिक अनुभव..	54
19.	डब्ल्यू.एच.ओ. ने आणि सरकारने "मुत्र चिकित्से" ला मान्यता दिली पाहिजे.	58
20.	उपचार पद्धत आणि विधी	60
21.	मूत्राची मालिश आणि मुत्राच्या ओल्या पट्ट्या	62
22.	मालिश करणे	64
23.	पिण्याची, मालिश करण्याची आणि ओल्या पट्ट्या ठेवण्याची विधी	66
24.	कर्करोग शस्त्रक्रिया आणि केमोथेरपी शिवाय नियंत्रित करता येतो व बरा करता येतो	72
25.	कर्करोगाच्या रुग्णांची केस हिस्टरी आणि १० प्रशांसापत्रे प्रशंसापत्र - १	74
26.	प्रशंसापत्र - २ तोंडाचा / गालाचा कर्करोग शस्त्रक्रिया व केमोथेरपी शिवायबरा केला गेला	76
27.	प्रशंसापत्र - ३ चौथ्या टप्प्यातील टर्मिनल कर्करोग	79
28.	प्रशंसापत्र- ४ पोटाचा कर्करोग	89
29.	श्रीमती. विनोद शेट्टी एंडोस्कोपी:- कार्सिनोमा स्टमक	96
30.	हिस्टोपॅथोलोजी रिपोर्ट	97
31.	सी.ई.सी. टी. छाती, पोट आणि पेल्वीस	98
32.	सी.ई.सी. टी. छाती, पोट आणि पेल्वीस - पृष्ठ-२	99
33.	ध्वेळा केमोथेरपीची आवश्यकता आहे आणि खर्च आहे एक लाख रुपये	100
34.	शस्त्रक्रियेची आवश्यकता आहे आणि खर्च आहे दोन लाख रुपये	101

विषय सूची

35.	प्रशंसापत्र - ५ पॅपिलरी एडेनोकार्सिनोमा (गर्भाशयाचा कर्करोग)..................	102
36.	डॉक्टरांचे रिपोर्ट: - शस्त्रक्रिया केली आहे आणि केमोथेरपीची आवश्यकता आहे	108
37.	प्रशंसापत्र - ६ त्वचेचा कर्करोग मुत्र चिकित्सा खरच काम करते!.............	109
38.	प्रशंसापत्र - ७ पोटाचा कर्करोग व लिव्हर मेटास्टेसिस - ४थी स्टेज	111
39.	प्रशंसापत्र - ८ सीएमएल ल्युकेमिया (कर्करोग)................................	113
40.	प्रशंसापत्र - ९ कर्करोग	114
41.	प्रशंसापत्र - १० ओठांचा कर्करोग	115
42.	मुत्र चिकित्सेवरील निष्कर्ष	117
43.	अध्याय - २ मुत्र चिकित्सेद्वारे मधुमेहावर नियंत्रण/उपचार	119
44.	"मधुमेह" नियंत्रित व बरे करण्याची उपचार पद्धत...........	122
45.	मधुमेह नियंत्रित/बरा करण्याची सुरक्षित व सोपी पद्धत........	123
46.	यांना पाठवलेल्या पत्राची कॉपी: उपसंचालक, राष्ट्रीय एड्ज नियंत्रण संस्था, नवी दिल्ली.............	126
47.	यांना पाठवलेल्या पत्राची कॉपी: डॉ. संध्या काब्रा, राष्ट्रीय एड्ज नियंत्रण संस्था, नवी दिल्ली	127
48.	यांना पाठवलेल्या पत्राची कॉपी: डॉ. दिपाली मुखर्जी, भारतीय वैद्यकीय संशोधन परिषद, नवी दिल्ली	128
49.	यांना पाठवलेल्या पत्राची (१२ पृष्ठ) कॉपी: डॉ. दिपाली मुखर्जी, भारतीय वैद्यकीय संशोधन परिषद, नवी दिल्ली	129

विषय सूची

50. यांना पाठवलेल्या पत्राची कॉपी:
    डॉ. अंबुमणी रामदास, अध्यक्ष आयसीएमआर,
    केंद्रीय मंत्री, आरोग्य व कुटुंब कल्याण, नवी दिल्ली 130
51. यांना पाठवलेल्या पत्राची कॉपी
    श्रीमती, प्रतिभा पटेल, भारताच्या राष्ट्रपती, न्यू दिल्ली 131
52. मला शासकीय विभागाकडून पुढील पत्रे मिळाली आहेत 132
53. यांच्या कडून आलेल्या पत्राची कॉपी:-
    डॉ. शालिनी रजनीश, आय.ए.एस. 134
54. यांच्या द्वारे मिळालेल्या पत्राची कॉपी:-
    चंद्रेश सोना 135
55. यांच्या द्वारे मिळालेल्या पत्राची कॉपी:-
    उपराष्ट्रपतींच्या सचिवालयातील सचिव यांनी पत्र पुढे पाठवले 136
56. यांच्या द्वारे मिळालेल्या पत्राची कॉपी:-
    एन. युवराज:- भारताचे उपराष्ट्रपती यांचे खाजगी सचिव 137
57. यांच्या द्वारे मिळालेल्या पत्राची कॉपी:-
    लोकसभा सचिवालय, पार्लमेंट हाउस एनेक्स, नवी दिल्ली तर्फे
    यांच्याकडे पत्र पाठवले आहे:- श्री वैद्य राजेश कोटेचा, सेक्रेटरी,
    आयुष मंत्रालय, भारत सरकार, नवी दिल्ली......................... 138
58. यांच्या द्वारे मिळालेल्या पत्राची कॉपी:-
    जनसंपदा, कर्नाटक सरकार तर्फे पत्र यांच्याकडे..................... 139
59. "मुत्र चिकित्सेचे नैसर्गिक फायदे"
    ह्या कन्नड भाषेतील प्रथम पुस्तकाचे प्रकाशन
    श्री. अण्णा हजारे यांच्या हस्ते, जिंदाल, बंगळूर, २०१२ 140
60. "मुत्र चिकित्सेचे नैसर्गिक फायदे"
    ह्या पुस्तकाचे प्रकाशन 142

जगदीश आर भूरानी

Dr. Ballal's Aayur Care Clinic
Special Care: Hair, Skin & Allergy, Asthma, Diabetes, Joint Pain Problems
Sterility & all Types of Gynecological Problems
No. 34/1, 5th Cross, 11th 'B' Cross, Malleshwaram (E), Bangalore – 560003

Dr. K.C Ballal, BSAM, BAMS   Dr. vimala Ballal, BSAM, BAMS
Mob: - 099005 67924   Ph: - 65316758
Regd. No.1791   Regd. No. 6721

Dr. Hamsini K. Ballal
    Regd. No. 17747

Date 27-10-2010

     I am Dr. K.C. Ballal an integrated Physician (B.S.A.M. Ayurveda degree and B.A.M.S Allopathy course) since 1977. I am a Regd. Medical Practitioner.

     I started my career with 100% Allopathy line of treatment. In 1979 I joined Navashakthi Ayurvedic Aushadhalaya of Dr. C.D. Pants at 5th Main, 6th Cross, Gandhinagar BANGALORE. Then I started practicing Ayurveda during morning time and Allopathy during evening time.

     Then slowly I came to know about the side effects of Allopathy Medicine and started practicing more Ayurvedic line of treatment. Then I started encouraging alternative systems of medicine that is Acupuncture, Magneto Therapy and also system like Homoeopathy and Unani. My main theme is to give good results to the patients (early and safe) by any system of medicine. I used to refer my patients to other systems and alternative therapy.

     In 1995 I found a very good alternative system through Mr. JAGDISH BHURANI that is "Self Urine Therapy" in Ayurveda it is called as Shivambu. I used to refer many patients to JAGDISH BHURANI for Urine Therapy of many ailments like "Kidney Failure", Breast Cancer, Arthritis, Alopecia, Muscular Dystrophy, and Mentally Challenged (retarded} cases. He has treated almost all the cases very successfully.

मुत्र चिकित्सेच्या सहाय्याने कर्करोग बरा करा

- 2 -

My suggestion to the public is that they should utilize and adopt this ancient way of treatment, just like our former Prime Minister Sri Morarji Desai was using Urine Therapy. Especially the poorest of the poor should adopt this, because no need of spending money on the treatment, including for the cancer treatment which Mr. JAGDISH BHURANI has successfully handled.

He is doing a very good Free Service to the human kind. So let us all popularize this Urine Therapy and join hands with Mr. JAGDISH BHURANI to help Nation and the World to be healthy by 2020. It is preventive and curative method also.

(Dr. K. C. Ballal)
Member – C.C.I.M. Govt. of India, New Delhi
Past President: – N.I.M.A. All India, New Delhi

डॉ. के. सी. बल्लाळ, "डॉ. बल्लाळ यांचे आयुर केअर क्लिनिक" १९९५ पासून जुनाट आजाराने त्रस्त असलेल्या त्यांच्या रुग्णांकडे माझी शिफारस करत आहे आणि माझा संदर्भ देत आहेत आणि त्या सर्वांना ह्या उपचाराचा फायदा मिळाला आहे. (डॉ. के. सी. बल्लाळ मोबाईल:-०९९००५६७९२४)

डॉ. बल्लाळ यांचे आयुर केअर क्लिनिक

विशेष काळजी: केस, त्वचा आणि एलर्जी, दमा, मधुमेह, सांधेदुखी
वंध्यत्व आणि सर्व प्रकारच्या स्त्रीरोग विषयक समस्या
क्र. ३४/१, ५ वा चौक, ११वा 'बी' चौक, मल्लेश्वरम (पू),
बंगळूर - ५६०००३

डॉ. के. सी. बल्लाळ
बीएसएएम, बीएएमएस
रजिस्टर क्र. - १७९१
मोबाईल - ०९९००५ ६७९२४

डॉ. विमला बल्लाळ,
बीएसएएम, बीएएमएस
रजिस्टर क्र. - ६७२१
फोन - ६५३१६७५८

डॉ. हंसनी के. बल्लाळ
रजिस्टर क्र. - १७७४७

दिनांक - २७-१०-२०१०

मी, डॉ. के. सी. बल्लाळ, (आयुर्वेद मध्ये बीएसएएम पदवी आणि एलोपेथी मध्ये बीएएमएस पदवी सह) १९७७ पासून एकीकृत चिकित्सक म्हणून कार्यरत आहे. मी नोंदणीकृत वैद्यकीय चिकित्सक आहे.

मी माझ्या करीयरची सुरवात १००% एलोपेथी उपचार देण्यापासून केली. १९७९ मध्ये, मी डॉ. सी. डी. पंत यांचे नवशक्ती आयुर्वेदकि औषधालय, ५ वा मुख्य, ६ वा चौक, गांधीनगर, बंगळूर, मध्ये सामील झालो. त्यानंतर मी सकाळच्या वेळेस आयुर्वेद आणि संध्याकाळी एलोपेथीचा सराव करण्यास सुरवात केली.

नंतर हळूहळू मला एलोपेथी औषधांचे दुष्परिणाम समजू लागले आणि तेव्हापासून मी आयुर्वेदकि औषधांचा सराव करण्यावर जास्त भर

दलिा. तसेच मी अ‍ॅक्यूपंक्चर, मॅग्नेटोथेरपी व होमिओपॅथी आणि युनानी सारख्या उपचाराच्या इतर पर्यायांसाठी प्रोत्साहन देण्यास सुरवात केली. माझा मुख्य उद्देश्य कोणत्याही औषधी प्रणालीने माझ्या रुग्णांना (लवकर आणि चांगला) परिणाम मळिवून देणे आहे. मी माझ्या रुग्णांना इतर औषधी पर्याय किंवा वैकल्पिक थेरपी सुचवत असे.

१९९५ मध्ये, मला डॉ. जगदीश भूरानी यांच्या सहाय्याने एक अत्यंत चांगली वैकल्पिक थेरपी समजली, ती म्हणजे “स्वयं मुत्र चिकित्सा” ज्याला आयुर्वेदामध्ये शिवांबू म्हणतात. किडनी खराब होणे, स्तनांचा कर्करोग, संधिवात, केस गळती, स्नायूंचे रोग, बौद्धिक दृष्ट्या कमजोर असेलेल्या रुग्णांना बरेचदा जगदीश भूरानी यांच्या मुत्र चिकित्से बद्दल माहिती देत असे. त्यांनी जवळपास सर्व केसेसमधील रुग्ण यशस्वीपणे बरे केले आहेत.

मी सर्वांना हेच सांगू इच्छितो की ज्या प्रकारे आपले माजी पंतप्रधान श्री. मोरारजी देसाई यांनी मुत्र चिकित्सेचा मार्ग स्वीकारला होतं त्याचप्रमाणे आपण देखील उपचाराची ही प्राचीन पद्धत स्वीकारली पाहिजे. विशेषतः अत्यंत गरीब लोकांनी हा मार्ग स्वीकारला पाहिजे कारण उपचारांवर भरमसाठ पैसा खर्च करण्याची काही गरज नाही, अगदी कर्करोगावर देखील नाही ज्यांचा उपचार डॉ. जगदीश भूरानी यांनी यशस्वीपणे केलेला आहे.

ते मनुष्यजातीची सेवा करण्याचे चांगले कार्य करत आहेत. म्हणूनच आपण ह्या मुत्र चिकित्सेचा प्रचार केला पाहिजे आणि २०२० पर्यंत आपल्या देशाला व जगाला निरोगी बनवण्यासाठी डॉ. जगदीश भूरानी यांना सहाय्य करूया. ही प्रतिबंधात्मक आणि उपचारात्मक पद्धत देखील आहे.

डॉ. के. सी. बल्लाळ

सदस्य - सी.सी.आय.एम. भारत सरकार, नवी दिल्ली

माजी अध्यक्ष - एन.आय.एम.ए. अखिल भारतीय, नवी दिल्ली

जगदीश आर भूरानी

R. C. Aggarwal
Advocate
Supreme Court of India
C-2 /29, Phase 2
Ashok Vihar, Delhi 110052

E-mail: raggarwal.bharat@gmail.com

To: May 19, 2019

Mr. Jagdish R Bhurani
D-1202, Mantri Elegance
N.S. Palya
Bannerghatta Main Road
Bengaluru, Karnataka-560 076

Dear Mr. Jagdish Bhurani Ji,

I am a naturopath with 55 years of experience. I have been doing research in Ayurveda and naturopathy for over five decades.

I have authored four books which have been awarded by the Chief Justice of India (CJI). I have published several articles on different subjects. I have a firm conviction that our ancient therapeutic system of Urine Therapy, Ayurveda and Naturopathy and some other medical system in the alternative medicine family are very efficacious in preventing & curing cancer in a holistic and organic manner!

It is unfortunate due to lack awareness and/or faith in alternative medicine, a lot many patients seek allopathic treatment which entails serious side-effects, and pain and suffering, leaving the patients in a debilitated state; in many cases allopathic treatment fails to cure (rather it compounds the disease with serious side effects) and it is very costly also and in many cases it is a cause of financial of ruin. It is a common knowledge that cancer is a degenerative disease and in lot of cases it is terminal. Cancer has emerged as the second biggest killer in the world.

I and Mr. Jagdish Bhurani have a common aim of finding a cure of cancer thereby saving millions of lives across the world. Mr. Jagdish Bhurani has been successfully treating patients (with urine therapy) afflicted with serious diseases like cancer (Mr. Bhurani has successfully treated 4th stage cancer (where no drug works), AIDS etc. for many years; in the case of many patients allopathy had failed and the allopathic doctors had given such patients a certain period of survival. As is evident that urine therapy is a miracle cure for a host of serious diseases including life threatening ones and it costs nothing and is very handy. It certainly is a panacea for the ailing people. The proven safety, effectiveness of urine therapy warrant due recognition and far more outreach and publicity!

I came in contact with Mr. Jagdish Bhurani in April, 2019, after our extensive discussions, Mr. Bhurani decided to write the second edition of the book, "Cure Cancer with Urine Therapy" and he has forwarded the article to me and after going through it, I have found that it has immense therapeutic potential to cure the disease. I hope that the book will educate the public and will stimulate the discussion and will lead to both the public and the medical and scientific communities to take a serious look at the therapeutic potential of urine therapy! And the people can take a more educated and intelligent decisions regarding our health care options!

We are determined to prevent the occurrence of cancer on the planet and contribute, in every possible manner, toward finding its cure.

It is also noteworthy that Mr. Bhurani has forwarded the letter to the President of India, Vice President of India and the Prime Minister of India for according the recognition to Urine Therapy and for actively promoting it as the mainstream medicine for curing a number of diseases including life-threatening ones. Implementation of the aforesaid will save millions of lives and mitigate the pain & suffering of a large number of patients.

He has also written similar letters to the Indian Council of Medical Research (ICMR) and National AIDS Control Organization (NACO).

Mr. Bhurani's work is a 'legacy to humanity'.
I pray to God Almighty for his success, happiness, longevity, prosperity and good health!
Best regards,

R C Aggarwal

जगदीश आर भूरानी

आर. सी. अग्रवाल
वकील

---

email: raggarwal.bharat@gmail.com

भारतीय सर्वोच्च न्यायालय

सी-२/२९, फेज २

अशोक विहार, दिल्ली ११० ०५२

प्रती १९ मे, २०१९

श्री. जगदीश भूरानी

डी १२०२, मंत्री एलेगंस,

एन. एस. पाल्या

बानेरघट्टा मेन रोड

बंगळूर, कर्नाटक - ५६० ०७६

प्रिय श्री. जगदीश भूरानी जी

मी ५५ वर्षांचा अनुभव असलेला निसर्गोपचारक आहे. मी पाच दशकांपासून आयुर्वेद आणि निसर्गोपचारामध्ये संशोधन करत आहे.

मी चार पुस्तके लिहिली आहेत ज्यांना भारताच्या मुख्य न्यायाधीशांनी (सीजेआय) पुरस्कार दिलेला आहे. मी विविध विषयांवर अनेक लेख प्रकाशित केले आहेत. माझी पूर्ण खात्री आहे की मुत्र चिकित्सा, आयुर्वेद आणि निसर्गोपचार यासारख्या पुरातन रोगनिवारक प्रणाली व वैकल्पिक औषध वर्गातील काही इतर वैद्यकीय प्रणाली कर्करोग पूर्णपणे बरा करण्यासाठी व त्याचा प्रतिबंध करण्यासाठी अतिशय प्रभावी आहे.

दुर्दैवाची बाब ही आहे की, वैकल्पिक औषधांविषयी जागरूकता नसल्यामुळे आणि/ किंवा त्यांच्यावर विश्वास नसल्यामुळे, बरेच रुग्ण ॲलोपॅथिक उपचार घेतात ज्यांचे गंभीर दुष्परिणाम होतात, वेदना व त्रास होतो आणि रुग्ण अशक्त होतात; बऱ्याच बाबतीत ॲलोपॅथिक उपचार रोग बरा करण्यात अपयशी ठरतात (उलट ते आजारांमध्ये गंभीर दुष्परिणामांची भर घालतात) आणि तसेच हे उपचार अतिशय महागडे असतात आणि बऱ्याच वेळा आर्थिक परिस्थिती खालावण्यास कारणीभूत ठरतात. हे सर्वांनाच माहित आहे की कर्करोग झाल्यावर तब्येत खालावते आणि बऱ्याच वेळा हा शेवटच्या टप्प्यावरील रोग असतो. कर्करोग जगातील दुसऱ्या क्रमांकाचा बळी घेणारा घटक आहे.

माझा आणि श्री. जगदीश भूरानी यांचा हेतू एकच आहे, तो म्हणजे कर्करोगाचा उपाय शोधणे जेणेकरून जगभरातील लाखो लोकांचे प्राण वाचतील. श्री जगदीश भूरानी अनेक वर्षांपासून कर्करोग,

एड्‍ज सारख्या गंभीर आजारांनी त्रस्त असलेल्या लोकांवर (मुत्र चिकित्सेद्वारे) यशस्वीपणे उपचार करत आहेत. श्री भूरानी यांनी चौथ्या टप्प्यावरील कर्करोग कोणत्याही औषधाशिवाय यशस्वीपणे बरे केले आहेत. बऱ्याच वर्षांपासून, अनेक रुग्णांच्या बाबतीत ॲलोपॅथिक उपचार अपयशी ठरले आहेत आणि ॲलोपॅथिक डॉक्टरांनी अशा रुग्णांना त्यांच्याकडे काही ठराविक कालावधी असल्याचे सांगितले होते. परंतु हे स्पष्ट झाले आहे की मुत्र चिकित्सा अनेक जीवघेण्या, गंभीर आजारांवर अद्भुत उपाय आहे, शिवाय ह्यासाठी काहीही खर्च येत नाही व करायला देखील सोपा आहे. आजारी व्यक्तींसाठी हा निश्चितच रामबाण उपाय आहे. मुत्र चिकित्सेच्या सिद्ध केलेल्या सुरक्षितता आणि प्रभावीपणा नंतर याला मान्यता मिळाली पाहिजे आणि अनेक लोकांपर्यंत पोहचून याची प्रसिद्धी झाली पाहिजे.

माझी श्री जगदीश भूरानी यांच्याशी भेट एप्रिल २०१९ मध्ये झाली आणि आमच्या व्यापक चर्चेनंतर श्री भूरानी यांनी "मुत्र चिकित्सेद्वारे

कर्करोग बरा करा" या पुस्तकाची दुसरी आवृत्ती लिहिण्याचा निर्णय घेतला आणि त्यांनी मला काही लेख

पाठवले, जे वाचल्यानंतर माझ्या लक्षात आले की यामध्ये आजार बरा करण्याची प्रचंड उपचारात्मक क्षमता आहे. मला आशा आहे की हे पुस्तक वाचल्यानंतर लोकांना याविषयी ज्ञान प्राप्त होईल, ज्यावर चर्चा केल्या जातील, जेणेकरून सार्वजनिक, वैद्यकीय व वैज्ञानिक समुदाय मुत्र चिकित्सेच्या उपचारात्मक क्षमतेकडे गांभीर्याने लक्ष देतील. तसेच लोक देखील आपल्या आरोग्याच्या उपायांच्या इतर पर्यायांच्या अधिक सुशिक्षित व योग्य निर्णय घेऊ शकतील.

आम्ही ह्या पृथ्वीतलावर कर्करोगाचा प्रादुर्भाव रोखण्याचा आणि यावर उपाय शोधण्यासाठी सर्व प्रकारचे प्रयत्न करण्याचा निश्चय घेतला आहे.

मी असेही नमूद करू इच्छितो की श्री भूरानी यांनी मुत्र चिकित्सेला मान्यता मिळावी आणि जीवघेण्या आजारांसहित अनेक प्रकारचे रोग बरे करण्यासाठी मुख्य औषध म्हणून याचा सक्रीयपणे प्रचार केला जावा यासाठी भारताचे राष्ट्रपती, उप-राष्ट्रपती आणि भारताचे पंतप्रधान यांना पत्रे लिहिली आहेत. उपरोक्त अंमलबजावणी मुळे लाखो लोकांचे प्राण वाचतील, आणि बऱ्याच लोकांच्या वेदना व त्रास कमी होतील.

त्यांनी भारतीय वैद्यकीय संशोधन परिषद (आयसीएमआर) आणि राष्ट्रीय एड्ज नियंत्रण संस्था (एनएसीओ) यांना देखील अशीच पत्रे पाठवली आहेत.

श्री. भूरानी यांचे कार्य म्हणजे 'मानवतेचा वारसा' आहे.

मी देवाकडे प्रार्थना करतो की त्यांना यश, आनंद, दीर्घायुष्य, भाग्य व चांगले आरोग्य प्राप्त होवो!

शुभेच्छा
आर सी अग्रवाल

"उत्तम आरोग्याचे गुपित या विषयावरील शैक्षणिक विभाग"

"मुत्र चिकित्सेचे" शिक्षण आणि याबद्दलची जागरूकता हे उत्तम आरोग्याचे असे गुपित आहे जे प्रत्येकाला निरोगी आणि स्वस्थ राहण्यास मदत करेल.

या मध्ये कर्करोग किंव सर्व प्रकारचे आजार नियंत्रित करण्याची/ बरे करण्याची नैसर्गिक उपचार शक्ती असते. ही सर्वात प्रभावी उपचार पद्धत आहे आणि सर्वात उत्तम नैसर्गिक उपचार पद्धत आहे.

मी, जगदीश आर भूरानी या पुस्तकांचा लेखक आहे:-

1) "मुत्र चिकित्सेचे नैसर्गिक फायदे"

2) "मुत्र चिकित्सेच्या सहाय्याने कर्करोग बरा करा"

मी पुढील रोगांनी त्रस्त रुग्णांवर उपचार केले आहेत / त्यांना बरे केले आहे:-

चौथ्या टर्मिनल टप्प्यातील स्तनांचा, फुफ्फुसांचा आणि हाडांचा कर्करोग "ब्रेस्ट कार्सिनोमा"

पोटाचा कर्करोग "कार्सिनोमा स्टमक"

गर्भाशयाचा कर्करोग "पॅपिलरी एडेनोकार्सिनोमा"

तोंडाचा/गालांचा कर्करोग, ओठांचा कर्करोग, सीएमएल ल्युकेमिया (कर्करोग)

पोटाचा कर्करोगाची चौथी स्टेज, लिव्हर मेटास्टेसिस सोबत

(स्तन, फुफ्फुसे आणि हाडांचा कर्करोग, पोटाचा कर्करोग, गर्भाशयाचा कर्करोग, ओठांचा कर्करोग, तोंडाचा/ गालांचा कर्करोग, सीएमएल ल्युकेमिया (कर्करोग), पोटाचा/यकृताचा कर्करोग)

मुत्र चिकित्सा “शिवाम्बू” ही उपचारांची प्राचीन पद्धत आहे जी पिढ्यानपिढ्या चालत आलेली आहे.

मुत्र चिकित्सेचा संदर्भ आयुर्वेदाच्या जवळपास सर्व खंडात सापडतो. ही योगाची देखील प्राचीन पद्धत आहे.

प्राचीन पुस्तकांमध्ये आणि वेदांमध्ये मुत्राला “शिवाम्बू” (स्वयं मुत्र) म्हटले जात असे ज्याचा अर्थ आहे शिवाचे जल. त्यांनी “शिवाम्बू” ला पवित्र पाणी असे देखील संबोधले आहे. त्यांच्या मते मुत्र दुधापेक्षा अधिक पौष्टिक आहे.

प्राचीन काळी “मुत्र चिकित्सा” पारंपारिक पद्धतीने वापरली जाते जी स्वीकारणे आणि त्याचे फायदे मिळवणे बहुतेक लोकांसाठी खूप अवघड होते.

मुत्र चिकित्सेचा जास्तीत जास्त लाभ प्राप्त व्हावा यासाठी योग्य विधी आणि पद्धत यांचे मी अध्ययन. परीक्षण व संशोधन केले आहे, जेणेकरून अगदी जन्मजात सेरेब्रल पाल्सीने ग्रस्त असलेल्या लहान मुलांपासून मोठ्यांपर्यंत कोणीही मुत्र चिकित्सेचे पालन आणि सराव करू शकेल. ही चिकित्सा घरच्या घरी अगदी सोप्या पद्धतीने करता येते.

मुत्र चिकित्सा हे पूर्णपणे औषधविरहीत असे प्रभावी तंत्र आहे जे सर्व प्रकारचे जुनाट आजार बरे करू शकते आणि आरोग्य चांगले ठेवू शकते. बहुतेक लोकांना “मुत्र” हे किळसवाणे वाटते कारण त्यांना याचे फायदे माहित नसतात. त्यांनी सकारात्मक दृष्टीकोन ठेवला पाहिजे आणि आपल्यामधील नैसर्गिक उपचार शक्तीला ओळखले पाहिजे. जुनाट आजारांनी त्रस्त असलेले लोग जेव्हा मनमोकळेपणाने आणू सकारात्मक

वृत्तीने मुत्र चिकित्सा स्वीकारतात त्यांना १० - १५ दिवसाच्या कालावधीतच मानसिक आणि शारीरिक आरोग्यात सुधारणा झालेली आढळून येईल.

मुत्र चिकित्सेची योग्य पद्धत आहे मुत्राचे सेवन करणे, संपूर्ण शरीराला मुत्राने मालिश करणे, मुत्राच्या ओल्या पट्ट्या ठेवणे, हल्का संतुलित आहार घेणे व त्याच सोबत पाणी आणि फळांचा रस पिणे. जे लोक हा उपचार योग्य रीतीने करतात त्यांचे मुत्र पांढरे रंगहीन (पाण्यासारखे) असेल आणि त्याला कोणताही वास येणार नाही.

मुत्र चिकित्सेबद्दलची जागरूकता लाखो लोकांचे प्राण वाचवू शकते

२००७ पासून, गेल्या १२ वर्षांमध्ये मी एनएसीओ, आयसीएमआर, दिल्ली, केंद्र सरकार. भारताचे राष्ट्रपती, भारताचे प्रधानमंत्री, केंद्रीय आरोग्य मंत्री दिल्ली, आणि विविध सरकारी आरोग्य विभागांना अनेक पत्रे लिहिली आहेत आणि माझी पुस्तके पाठवली आहेत आणि "मुत्र चिकित्सेला" मान्यता देऊन त्याचा प्रचार करण्याची मागणी केली आहे.

सरकारने आयुर्वेद आणि होमिओपॅथीला मान्यता दिलेली आहे.

त्याचप्रमाणे सरकारने "मुत्र चिकित्सेला" देखील मान्यता दिली पाहिजे

"मुत्र चिकित्सा" ही अत्यंत प्रभावी नैसर्गिक उपचार पद्धत आहे.

मी कर्करोगाच्या घटना रोखण्याचा निश्चय केला आहे आणि सर्वात प्रभावी अश्या "मुत्र चिकित्सेच्या" पद्धतीने भारतातील व संपूर्ण जगातील लोकांना कर्करोग बरा करण्यासाठी मदत करण्याचा निर्णय घेतला आहे!

मी ह्या पुस्तकामध्ये कर्करोगाच्या रुग्णांची प्रशंसापत्रे आणि लेखी निवेदने सादर केली आहेत. त्याचप्रमाणे मी माझ्या वेबसाईट: www. urinetherapy.inवर कर्करोग आणि इतर जुनाट आजारांनी त्रस्त असलेल्या ज्या रुग्णांना झालेल्या "मुत्र चिकित्सेच्या" फायदा झाला त्यांचे व्हिडीओ देखील अपलोड केलेले आहेत.

ही प्रशंसापत्र आणि व्हिडीओ रेकॉर्डिंग वैज्ञानिक पुरावे आहेत.

मी भारत सरकार आणि आरोग्य विभागाला "मुत्र चिकित्सेचा" प्रसार करण्याची विनंती करतो, जी योगाप्रमाणेच १००% सुरक्षित आहे.

"मुत्र चिकित्सा" ही देखील प्राचीन यीग पद्धतच आहे.

"मुत्र चिकित्सेचा" प्रचार केल्याने लाखो प्राण वाचवता येतील.

"मुत्र चिकित्सा" १००% सुरक्षित आहे अगदी योगाप्रमानेच

मुत्र चिकित्सा ही अतिशय प्रभावी अशी नैसर्गिक उपचार पद्धत आहे.

मुत्र चिकित्सा प्राचीन ऋषी आणि प्राचीन योग चिकित्सक यांनी देखील स्वीकारली होती.

मुत्र हे "जीवनाचे रामबाण औषध" असे नैसर्गिक द्रव आहे जे अनेक प्रकारचे आजार बरे करू शकते.

मुत्र चिकित्सा आपल्या शरीरास पुनर्जीवित करते आणि आपल्या आरोग्याचे रक्षण करते.

मुत्र चिकित्सा कर्करोग, मधुमेह आणि सर्व प्रकारचे आजार नियंत्रित/ बरा करू शकतात.

मुत्र चिकित्सा कर्करोगाचा प्रतिबंध करण्यासाठी आणि बरे करण्यासाठी अत्यंत प्रभावी आहे.

मुत्र चिकित्सा निरोगी पेशींना नुकसान न पोहचवता, कर्करोगाच्या पेशींना नष्ट करते.

ही फुफ्फुसे, स्वादुपिंड, यकृत, मेंदू, हृदय या सारख्या महत्वाच्या अवयवांचे नुकसान भरून काढते.

ही चिकित्सा रक्ताच्या गाठींना विरघळवून रक्त पुरवठा सुरळीतपणे चालू ठेवते.

हे श्वसन, रक्ताभिसरण, मज्जासंस्था आणि पचन संस्था सुधारू शकते.

तसेच ताठ सांध्यांची लवचिकता वाढवते आणि मज्जासंस्था मजबूत बनवते.

याच्या सहाय्याने हातापायांचे ताठ झालेले सांधे लवचिक बनतात आणि हालचालअगदी सहजपणे होऊ शकते.

मुत्र चिकित्सा रोगप्रतिकार शक्ती वाढवते आणि मज्जासंस्थेच्या विकारांना बरे करते.

मुत्र चिकित्सा स्मरणशक्ती, बुद्धी वाढवते आणि मेंदूची कार्य सुरळीत पार पडण्यास मदत करते.

मुत्र चिकित्सा अगदी जन्मजात असलेले सर्व प्रकारचे रोग देखील नियंत्रित/बरे करू शकते.

मुत्र चिकित्सा ताण दूर करते आणि मन शांत करते.

मुत्र चिकित्सा शरीर, मन आणि आत्माच्या असंतुलन ठीक करण्यास मदत करते.

मुत्र चिकित्सा आरोग्यासाठी आणि आजारी असलेल्या लोकांसाठी रामबाण औषध आहे.

मुत्र चिकित्सा बौद्धिक, भावनिक आणि शारीरिक आरोग्य बळकट करते.

मुत्र चिकित्सा पोषण आणि उपचार यासाठी अनमोल असा मार्ग आहे.

मुत्र चिकित्सा आध्यात्मिक ज्ञान वाढवते.

"मुत्र चिकित्सेचा"
जगभर प्रसार करा
लाखो लोकांचे प्राण वाचवा

मुत्र चिकित्सा

मुत्र चिकित्सा ही काही नवीन नाही, तर ही पिढ्यानपिढ्या चालू असलेली, अनेक प्रकारचे रोग बरे करणारी आणि उपचार करणारी पूर्णपणे औषधविरहीत पद्धत आहे जिची सिद्धता वेळोवेळी झालेली आहे.

भगवान शंकरांनी स्वतः पार्वती मातेला “मुत्र चिकित्सेच्या फायद्यांबद्दल” सांगितले होते ज्याचा संदर्भ वेदांमधील “दामार तंत्र” ह्या पुस्तकात केलेला आहे. “योगिक आणि तांत्रिक” पुस्तकांमध्ये मुत्राचे आरोग्य आणि स्वास्थ्य प्रदान करणारे असंख्य फायदे दिलेले आहेत.

मुत्रामध्ये रासायनिक संयुगे असतात जी मानवी शरीराच्या वाढीसाठी आणि देखरेखीसाठी अत्यंत आवश्यक असतात. खरोखरच हे जगातील सर्वात उत्तम असे नैसर्गिक टॉनिक आहे. मुत्रामध्ये काही अस्थिर क्षार असतात जे अतिशय फायदेशीर आहेत. हे क्षार प्रभावीपणे ॲसिड्स शोषून घेतात आणि मानवी शरीरातील बहुतेक आजारांचे निर्मूलन करतात, जेणेकरून अनेक रोग मुळापासून नष्ट होतात.

मुत्र हे शरीराच्या अंतर्गत व बाह्य सर्व प्रकारच्या रोगांसाठी उत्तम उपाय आहे. हे आतड्यातील जंत आणि विषारी द्रव्ये नष्ट करते. आपल्याला नवजीवन देते, रक्त शुद्ध करते आणि त्वचेच्या समस्या दूर करते. त्याचप्रमाणे डोळ्यांच्या समस्या दूर करते, शरीर मजबूत बनवते, पचनक्रिया सुधारते आणि सर्दी,खोकला बरा करते. मुत्र फुफ्फुसे, स्वादुपिंड, यकृत, मेंदू, हृदय या सारख्या महत्वाच्या अवयवांचे नुकसान भरून काढते.

मुत्र हे सर्वोत्तम नैसर्गिक टॉनिक आहे, मुत्राच्या सेवनाने मूत्रपिंड, यकृत आणि पित्त, जलोदर, सायनस, कावीळ, प्लेग आणि इतर विषारी

ताप बरे होतात. हे बाहेरून लावले असता त्वचा स्वच्छ होते, कोंडा जातो आणि थरथरणे, सुन्न होणे किंवा पाल्सी सारख्या विकारांवर देखील मात करता येते. मुत्र शरीराला बाहेरून लावले असता त्वचेचे जटील रोग देखील पूर्णपणे बरे होतात.

मुत्र हे "पवित्र अमृत" आहे आणि मुत्र हे रक्तापासून निर्माण होते म्हणून जो कोणी योग्य आहार घेतो त्याचे मुत्र इतर कोणीही पिऊ शकतो. एखाद्या व्यक्तीस स्वतःचे मुत्र जमा करण्यास अडचण असेल किंवा करू शकत नसेल तर ती व्यक्ती इतर कोणत्याही निरोगी व्यक्तीचे मुत्र पिऊ शकते किंवा मुत्राने मालिश करू शकते. व्यक्ती दुसऱ्या एखाद्या निरोगी व्यक्तीचे मुत्र सेवन करू शकते कारण ह्या जगात मुत्राच्या तोडीचे कोणतेही औषध नाही. ह्यामध्ये अद्भुत अशी उपचार शक्ती आहे आणि व्यक्तीस आध्यात्मिक रित्या देखील ज्ञान प्राप्त होते ज्याचा वैयक्तिक अनुभव घेतलाच पाहिजे.

मुत्र चिकित्सा हिमोग्लोबिन आणि रक्तातील इतर आवश्यक घटक वाढवून त्यांच्या सामान्य पातळीवर आणून ठेवते ज्यामुळे निरोगी आयुष्य राखण्यास मदत होते.

"मुत्र चिकित्सा" योगाप्रमाणे १००% सुरक्षित आहे
"मुत्र चिकित्सेचा" जगभर प्रचार करून लाखो लोकांचे प्राण वाचवा

आपल्यामधील अद्भुत उपाय लक्षात घ्या

मानवी शरीरातून बाहेर पडणाऱ्या मुत्रासारख्या निरुपयोगी पदार्थाचे सेवन वैद्यकीय उपचारासाठी करावे ही गोष्ट अनेक लोकांना घृणास्पद वाटते, अगदी डॉक्टरांना सुद्धा. पण खर तर मुत्राचे फायदे हे अगदी कटू सत्य आहे पण शेवटी सत्यच आहे.

थोड्या प्रमाणात मुत्र पिण्याने देखील विविध आजार/ रोग बरे होऊ शकतात, सर्वसाधारण खोकला आणि त्वचारोगांपासून कर्करोग व एचआयव्ही/एड्ज पर्यंत. मूत्रातील घटक महिलांमधील वंध्यत्व, गर्भाशयाचा कर्करोग, त्वचारोग, डोळे आणि कानांचा संसर्ग यांच्या उपचारासाठी वापरतात.

"मुत्र हे मूत्रपिंडातून चांगल्याप्रकारे गाळून निघालेले द्रव आहे. यावरील अध्ययन दर्शवते की शरीरातील महत्वपूर्ण रसायने जसे की हार्मोन्स, रसायने, अँटीबॉडीज मुत्रामध्ये मिसळले जातात. मुत्राच्या सेवनाने ते परत मिळवता येतात." मूत्रातील सर्व घटक अँटीइन्फेक्टीव्ह, अँटीएजिंग, अँटीओबेसिटी, आणि अँटीकॅन्सर गुणधर्माचे असतात आणि प्रजननक्षमतेसह हार्मोनल संतुलन निर्माण करतात.

"मुत्र १००% सुरक्षितआहे आणि त्याचे कोणतेही दुष्परिणाम होत नाहीत म्हणून मुत्र सेवनाच्या फायद्यांच्या तुलनेत जोखीम अगदी नगण्य आहे. फायदे जोखीमेपेक्षा जास्त आहेत म्हणून कर्करोग, खोकला, मुरुमे आणि इतर आजारांवर उपचार करणे तुम्हाला अवघड वाटत असेल तर तुम्ही मुत्र चिकित्सा करून पाहू शकता आणि त्याचे फायदे अनुभवू शकता.

मुत्र म्हणजे शरीराने बाहेर टाकलेले घाणेरडा आणि विषारी पदार्थ नाही. जर योग्य पद्धत अवलंबली, तर मुत्र रक्त गाळून निघालेला उप-उत्पादन

असेल निरुपयोगी पदार्थ नाही. वैद्‌यकीय दृष्ट्या यास "प्लाझ्मा अल्ट्रा फिल्ट्रेट" समजले जाते. हे मूत्रपिंडाद्‌वारे तयार केला गेलेला रक्तापासून निर्माण झालेला पदार्थ आहे, आणि मूत्रपिंडाचे मुख्य कार्य उत्सर्जन नाही तर सर्व घटकांचे नियमन आणि रक्तामधील त्यांचे प्रमाण नियंत्रित करणे आहे. पोषक तत्वांनी युक्त रक्त यकृतातून जाते जिथे विषारी पदार्थ संडासाच्या रुपात बाहेर केले जातात.

अखेरीस, हे शुद्धीकरण केलेले 'शुद्ध'रक्त मूत्रपिंडामध्ये गळण्यासाठी पाठवले जातात, जिथे शरीरास त्यावेळेस आवश्यक नसलेले अतिरिक्त पाणी, क्षार, जीवनसत्वे, खनिज द्रव्ये, एन्जाइम, अँटीबायोटीक, युरिया, युरीक ॲसिड आणि इतर घटक जमा केले जातात व शुद्धीकरण केलेल्या, निर्जंतुक, पाण्याचे द्रावण मुत्राच्या स्वरुपात साठवले जाते. मूत्रपिंडाचे कार्य रक्तातील विविध घटकांना संतुलित ठेवणे आहे.

रक्तातील महत्वाच्या घटकांना ते विषारी आणि हानिकारक असतात म्हणून गाळले जात नाही तर शरीराला त्या विशीष्ट वेळेस तेवढ्या प्रमाणात त्या घटकाची आवश्यकता नसते म्हणून काढले जातात. मूत्रपिंडाची ही नियमन प्रक्रियेमुळे आपण एका वेळेस आवश्यकतेपेक्षा जास्त खाऊ-पिऊ शकतो.

मुत्र चिकित्सा ही "पुनर्जीवन लाभण्यासाठी मुत्र पिण्याची विधी आहे." हे रक्तापासून बनलेले बाय-प्रोडक्ट असल्याने आणि यामध्ये 'जीवनशक्ती' असल्यामुळे यास अलौकिक असा आहार समजला जातो! आपल्यामध्येच उपचार शक्ती आहे.

मुत्र हे पोषण आणि उपचार यांचा अमूल्य असा स्त्रोत आहे. मानवी शरीर स्वतःची कार्ये नियमित आणि नियंत्रित करण्यासाठी व आपल्याला माहित ही नसेल अश्या असंतुलन ठीक करण्यासाठी, सतत विविध प्रकारचे एंटीबॉडीज, हार्मोन्स, एन्जाइम आणि इतर नैसर्गिक रसायने बनवत असते. वैद्‌यकीय अध्ययनाद्‌वारे हे सिद्ध झाले आहे की शरीराच्या

कार्यांना प्रभावित करणारी हजारो महत्त्वपूर्ण रसायने आणि पोषक घटक मुत्रामध्ये सापडतात.

शास्त्रज्ञांचे म्हणणे आहे की एखाद्या माणसाचे रक्त त्याच्यासाठी कधीही हानिकारक असू शकत नाही. याशिवाय, ते असेही म्हणतात की मुत्राचे सेवन केल्यानंतर ते सरळ रक्तप्रवाहात जात नाही तर त्याला पचनक्रियेतूनपार पडावे लागते, जिथे त्यामधील महत्वाचे घटक वेगवेगळे केले जातात. आवश्यक असणारे घटक पुन्हा वापरले जातात आणि उरलेले संडासच्या स्वरुपात बाहेर टाकले जातात.

"मुत्रामध्ये आढळणारे युरोकिनेस नावाचे नावाचे एन्जाइम सापडते, जे रक्ताच्या गुठळ्या विरघळवण्यासाठी तयार करण्यात येणाऱ्या औषधामध्ये वापरतात आणि हार्ट अॅटक आलेल्या व्यक्तीच्या कोरोनरी रक्तवाहिन्यांमधील अडथळा दूर करण्यास वापरतात."

अतिरिक्त श्लेष्मा शुद्ध आणि साफ करण्यासाठी, जंत नष्ट करून आतडे साफ करण्यासाठी थोड्या प्रमाणात मुत्राचे सेवन करता येते. तसेच मूळव्याधावर देखील हे प्रभावी औषध आहे. रेबीज, कीटकदंश आणि सर्पदंश यावर हा उत्कृष्ट उपाय आहे.

श्वसनसंस्था: मूत्राचा वास घेतल्याने चोंदलेले नाक मोकळे होते, सर्दी आणि ताप, खोकला, सायनस आणि श्वसन नलिकेच्या इतर समस्या दूर होतात.

टीबी मध्ये देखील हे वैद्यकीय दृष्ट्या प्रभावी असल्याचे सिद्ध झाले आहे.

मज्जासंस्था: एलर्जी, ऑटोइम्यून आजार आणि रोग प्रतिकार प्रणालीचे इतर विकार यासाठी मुत्र प्रभावी आहे. जिभेखाली काही थेंब टाकल्याने एलर्जी दूर होते आणि नर्व्ज स्थिर होतात. छातीमधील गाठी सारख्या स्पष्टपणे आढळणाऱ्या गाठी तीन ते चार आठवड्यात नाहीशा होतात.

डोळे: नियमितपणे मुत्राने उपचार केल्यास दृष्टी सुधारण्यात मदत होते. ताज्या मुत्राचे काही थेंब डोळ्यात टाकल्याने डोळे येत नाहीत. थोडेसे कोमट करून मधामध्ये मिसळून वापरल्यास डोळ्यांना झालेली इजा बरी होते.

त्वचा: एक दिवसापुर्वीच्या मुत्राने दिवसातून दोनदा त्वचेवर मालिश केली असता, त्वचा टवटवीत आणि आर्द्र होते, नितळ आणि मऊ होते आणि तसेच यामुळे केस देखील चमकदार होतात. मुत्र थेट त्वचेवर लावू शकतात; मुत्रामुळे भाजणे, जखम, इसब, सोरायसिस आणि त्वचेच्या इतर समस्या दूर होतात.

मुत्र चिकित्सेच्या सहाय्याने कर्करोग बरा करा
आपल्यामध्येच उपचार शक्ती आहे

आज कोट्यावधी लोग दीर्घ आजाराने त्रस्त आहेत.

मनुष्य अश्या असंख्य आजारांनी वेढलेला आहे ज्यावर काही इलाज नाही आणि त्यामुळे मनुष्यास हताश आणि असहाय्य वाटू लागते.

सरकारी सर्वक्षणानुसार भयंकर आजारांनी पिडीत लोकांची संख्या दरवर्षी वाढत चालली आहे. वैज्ञानिक आणि वैद्यकीय संशोधन विभागाचे प्रयत्न आणि संशोधन निरंतर चालू असूनही अनेक रोगांचा कायमस्वरूपी उपाय शोधण्यात यश आलेले नाही.

निसर्गाने आपल्याला शरीरासाठी आवश्यक हवा, पाणी आणि सूर्यप्रकाश अश्या सर्व सुविधा पुरवल्या आहेत . तसेच त्याने आपल्याला "पवित्र अमृत" देखील दिले आहे ज्यास आपण "मुत्र" म्हणतो आणि जे आपल्या शरीरात तयार होते.

मुत्रामध्ये सर्व प्रकारचे रोग नियंत्रित व बरे करण्याची नैसर्गिक उपचार शक्ती असते. ज्याप्रमाणे निसर्गाने तान्ह्या बाळाच्या पोषणासाठी मातेच्या स्तनामध्ये दुध निर्माण केले त्याचप्रमाणे मानवी शरीराच्या आरोग्यासाठी आणि विविध आजार बरे करण्यासाठी शरीरात मुत्राची देखील निर्मिती केली आहे.

"मुत्र चिकित्सा" हा सर्वात प्रभावी आणि सर्वात सुरक्षित असा नैसर्गिक उपाय आहे ज्याचे कोणतेही दुष्परिणाम होत नाहीत. हे कर्करोग, मधुमेह, रक्तदाब, एचआयव्ही/एड्ज, मूत्रपिंड निकामी होणे, मसल डीस्ट्रोफी, संधिवात, सोरायसिस, केस गळणे, मानसिक आजार आणि सेरेब्रल पाल्सी आदी आजारांना प्रतिबंध, नियंत्रित आणि बरे करू शकते.

हे रोगप्रतिकार शक्ती वाढवते, मज्जासंस्थेचे रोग बरे करते, शरीरात जमा झालेली विषारी द्रव्ये विरघळवून दूर करते. हे मृत उतींना पुनर्जीवन देऊ शकते, मेंदू, हृदय, फुफ्फुसे, स्वादुपिंड, यकृत आणि आतडे इत्यादी महत्वाच्या अवयवांची रोगप्रतिकार शक्ती पुन्हा वाढवते. आपल्या शरीराला पुन्हा तरुण बनवते आणि आपले आरोग्य सुरक्षित ठेवते.

"मुत्र चिकित्सेच्या" नैसर्गिक उपचार शक्तीच्या सहाय्याने संपूर्ण जग भयंकर रोगांपासून मुक्त होऊ शकते. सर्व आजारांवर "दैवी रामबाण उपाय" आपल्या शरीरात आहे ही कल्पनाच खूप सुखावह आहे. व्यक्तीचा आत्मविश्वास आणि सकारात्मक दृष्टीकोन त्यांच्या सर्व समस्या सोडवण्यात मदत करतो आणि ते निरोगी आणि सुखी आयुष्य जगू शकतात.

डॉक्टर आणि वैद्य आपल्याला सांगतात की मुत्र हे विषारी निरुपयोगी द्रव्य आहे, पण हे खरे नाही. माझ्या स्वतःच्या अनुभवाने हे सिद्ध केले आहे की मुत्र चिकित्सेच्या सहाय्यने जवळपास सर्व प्रकारचे आजार रोखता येतात, नियंत्रित आणि बरे करता येतात, पण हे योग्य पद्धतीने केले पाहिजे.

सूर्यप्रकाश हा मानवजातीसाठी निसर्गाने दिलेले वरदान आहे. आपल्या जीवनासाठी आणि शरीर व मन स्वस्थ राखण्यासाठी सूर्यप्रकाशाची गरज असते. सुर्योदयाच्या वेळेची सूर्याची सकारात्मक उर्जा शारीरिक, मानसिक आणि आध्यात्मिक रित्या संतुलन राखण्यास व बरे होण्यास मदत करते. पृथ्वीवर सृष्टी निर्माण करण्यात आणि तिचे पोषण करण्यात सूर्याचा देखील हातभार आहे.

जगभरातील वैज्ञानिक सूर्य प्रकाशाच्या तोडीची शक्तिशाली मानवनिर्मित उर्जा बनवू नाही शकत किंवा त्याला पर्याय नाही शोधू शकत.

मुत्र हा "जीवनाचा सुधारस" आहे, असा नैसर्गिक द्रवपदार्थ आहे जो अनेक प्रकारचे रोग बरे करू शकतो आणि आयुष्य निरोगी ठेवू शकतो.

अश्या प्रकारचे किंवा इतके शक्तिशाली द्रव्य जगात कुठेही अस्तित्वात नाही आणि कोणत्याही पर्यायी औषधापासून किंवा इतर कोणत्याही वैज्ञानिक पद्धतीने अश्या प्रकारच्या द्रव्याची निर्मिती केली जाऊ शकत नाही. मुत्र हे जीवनदायी जल आहे जे आपल्या विधात्याने आपल्या आध्यात्मिक वाढीसाठी आणि शारीरिक आरोग्यासाठी दिलेली नैसर्गिक देणगी आहे. मुत्रामध्ये "स्वतःला बरे करण्याची शक्ती आहे."तुम्हीच तुम्हाला मदत करू शकता आणि जो पर्यंत तुम्ही स्वतःची मदत करत नाही तोपर्यंत इतर कोणीही तुमची मदत करणार नाही.

मुत्र हे शरीरातील व बाहेरील सर्व प्रकारच्या विकारांवर सार्वत्रिक आणि उत्तम उपाय आहे. हे विषनाशक आहे आणि व्हीआयटी, पीआयटीटी, केएएफएफए मुळे निर्माण होणारे सर्व प्रकारचे आजार आणि विष नष्ट करते, आणि पचनक्रिया सुधारून शरीर बळकट करते. शरीरातील सर्व निरुपयोगी उत्पादने आणि विषारी द्रव्ये काढून आजारपण बरे करतो आणि शरीराच्या बचावात्मक यंत्रणेला उत्तेजना देते. कीटक किंवा इतर कोणत्याही प्रकारच्या विषारी दंशावर हे आश्चर्यकारक रित्या काम करते. तसेच सर्व प्रकारच्या व गर्भधारणेविषयक समस्या, पाळीमध्ये जास्त रक्तस्त्राव, आणि गर्भाशयातील तट्युमर बरे करते. डोळ्यांचे विविध आजार, आतड्यातील जंत, स्कार्लेट ताप आणि सर्व प्रकारचे त्वचा रोग नष्ट करते.

निरोगी आयुष्य जगण्यासाठी निसर्गाने मानवाला मुत्राची देणगी दिली आहे. सर्व प्रकारचे आजार बरे करण्यासाठी आणि स्वस्थ आयुष्य जगण्यासाठी ही बिना औषध बरे होण्याची ही एक प्रणाली आहे. मुत्र रक्त शुद्ध करते आणि दीर्घायुष्य देते. मुत्रामध्ये सर्व आवश्यक घटक, जीवनसत्वे, हार्मोन्स आणि सर्व महत्त्वपूर्ण खनिजे, क्षार आणि रासायनिक द्रव्ये असतात, जी मानवी शरीराच्या वाढीसाठी आणि देखरेखीसाठी आवश्यक आहेत. मुत्रामधील अस्थिर मीठ वेगाने ॲसिड शोषून घेते आणि बहुतेक रोगांचे मानवी शरीरातील मूळच नष्ट करते.

मूत्राचा रंग आणि चव आपण काय खातो व पितो ह्यावर अवलंबून असते,

मुत्राशी संबंधित कलंकाकडे दुर्लक्ष करून ह्या उपचाराची योग्य पद्धत, तंत्र, आवश्यक आहार, आणि उपचाराची पद्धत समजून घेतली पाहिजे. जेव्हा आपण चांगल्या पाण्याने भांडी किंवा कपडे धुतो तेव्हा ते पाणी खराब होते जे टाकून द्यावे लागते. त्याचप्रमाणे जर आपण आहारात तेल, मीठ आणि मिरचीचा वापर केला तर आपली लाघवी पिवळ्या रंगाची असेल आणि तिला वास येईल, अश्या प्रकारचे मुत्र टाकून द्यायचे असते. पण जर आपण मीठ, मिरची आणि तेलाचा वापर न करता हल्का संतुलित आहार घेतला, खूप पाणी व फळांचा रस घेतला तर लघवी रंगहीन असेल अगदी पाण्यासारखी ज्यामध्ये अनेक जीवनसत्वे असतील.

मुत्र हे रक्तातील पाण्यासारखा पदार्थ असतो. मुत्र हे रक्तापासून तयार होते, म्हणून योग्य संतुलित आहार घेणाऱ्या कोणत्याही व्यक्तीचे मुत्र दुसऱ्या व्यक्तीने प्यायले तरीही चालते. एखाद्या व्यक्तीस स्वतःचे मुत्र जमा करण्यास अडचण असेल किंवा करू शकत नसेल तर ती व्यक्ती इतर कोणत्याही निरोगी व्यक्तीचे मुत्र पिऊ शकते किंवा मुत्राने मालिश करू शकते. व्यक्ती दुसऱ्या एखाद्या निरोगी व्यक्तीचे मुत्र सेवन करू शकते कारण ह्या जगात मुत्राच्या तोडीचे कोणतेही औषध नाही. ह्यामध्ये अद्भुत अशी उपचार शक्ती आहे आणि व्यक्तीस आध्यात्मिक रित्या देखील ज्ञान प्राप्त होते ज्याचा वैयक्तिक अनुभव घेतलाच पाहिजे.

माता त्यांचे पांढऱ्या रंगाचे (पाण्यासारखे रंगहीन) मुत्र शरीरातून बाहेर पडल्यावर लगेचच जमा करून त्यांच्या मुलांना प्यायला देऊ शकतात, पण यासाठी त्यांनी जास्त पाणी प्यायले पाहिजे आणि केवळ हलका व संतुलित आहार घेतला पाहिजे.

ही पद्धत वापरून, सेरेब्रल पाल्सी आणि मानसिक विकार सारख्या जन्मजात आजारांनी त्रस्त मुलांना मुत्र दिले जाऊ शकते.कोणत्याही

प्रकारचा दीर्घ आजार, किंवा शेवटच्या स्टेजवरचा गंभीर आजार झाला आहे अशी व्यक्ती उपचार चालू असताना स्वतःचे मुत्र पिऊ शकत नाही तेव्हा ती व्यक्ती इतर कोणाचेही मुत्र पिऊ शकते.

दीर्घ आजाराने त्रस्त लोकांनी मुत्र चिकित्सा स्वीकारून मुत्राचे सेवन केले पाहिजे, शरीराला मुत्राने मालिश केली पाहिजे आणि शरीरावर मुत्राच्या ओल्या पट्ट्या ठेवल्या पाहिजेत सोबतच संतुलित हल्का आहार घेतला पाहिजे आणि खूप प्रमाणात पाणी व फळांचा रस घेतला पाहिजे.

ज्या लोकांनी मुत्र चिकित्सेचा मार्ग स्वीकारला आहे त्यांनी 3 दिवस "मूत्राचा कडक उपवास" केला पाहिजे, म्हणजे उपचारादरम्यान केवळ पाणी आणि मुत्र पिणे. लवकर आणि चांगले परिणाम मिळवण्यासाठी ७ दिवसांनी पुन्हा मूत्राचा उपवास केला पाहिजे.

बहुतेकवेळा कर्करोग झाल्यावर शस्त्रक्रिया करतात, रेडीओथेरपी आणि केमोथेरपी देतात. पण आकडेवारी दर्शवते की कर्करोगाच्या उपचारामधील ह्या पद्धती काही प्रमाणातच प्रभावी आहेत आणि त्यांचे दुष्परिणाम देखील आहेत.

केमोथेरपीचे संभाव्य फायदे हे आहेत की यामुळे कर्करोगाच्या पेशी कमी होतात व काही पेशी मृत होतात ज्या शरीराच्या इतर भागात पसरू शकतात.

तसेच हे ट्युमरला काही प्रमाणात कमी देखील करते.

केमोथेरपीचे काही दुष्परिणाम आहेत, हे कर्करोगाच्या पेंशिसोब्त निरोगी पेशींना देखील मारते. ह्या उपचाराचा दुष्परिणाम म्हणून अनेक समस्या निर्माण होतात ज्यामुळे केस गळणे, उलटी येणे, पोटात दुखणे, संसर्ग होणे, नर्व्ज आणि मसलचे दुखणे, शरीरातील पांढऱ्या आणि लाल रक्तपेशी कमी होणे असे दुष्परिणाम होतात.

मुत्र चिकित्सेचे कोणतेही दुष्परिणाम नाहीत. कमी कालावधीत चांगला आणि सकारात्मक परिणाम मिळवण्यासाठी शस्त्रक्रिया व केमोथेरपी घेणाऱ्या लोकांनी सुद्धा ही चिकित्सा स्वीकारली पाहिजे.

ज्या लोकांनी आधीच शस्त्रक्रिया व केमोथेरपी घेतली आहे त्यांनी सुद्धा कमी कालावधीत चांगला आणि सकारात्मक परिणाम मिळवण्यासाठी ही चिकित्सा स्वीकारली पाहिजे. ते डॉक्टरांच्या सल्ल्यानुसार केमोथेरपी घेऊ शकतात पण त्याच वेळेस मुत्र चिकित्सा देखील सुरु हेवू शकतात.

यामुळे केमोथेरपीचे दुष्परिणाम कमी आणि नगण्य होतील आणि व्यक्ती लवकर बरी होऊ शकते. यामुळे त्यांची रोगप्रतिकार शक्ती वाढेल, रक्तपेशी निरोगी बनतील आणि त्यांची प्रतिकार शक्ती वाढेल. "मुत्र चिकित्सा" तुमचे आयुष्य वाढवू शकते आणि सर्व प्रकारच्या रोगांपासून तुम्हाला आराम मिळू शकतो.

केमोथेरपी घेणारी व्यक्ती हॉस्पिटलमध्ये असताना उपचारादरम्यान इतर कोणत्याही निरोगी व्यक्तीचे मुत्र पिऊ शकते. केमोथेरपीच्या दुष्परिणामामुळे निर्माण होणाऱ्या विविध समस्या कमी होतील. केमोथेरपी घेऊन झाल्यानंतर २४ तासांनी ते स्वतःचे मुत्र पिऊ शकतात पण त्यासाठी त्यांनी भरपूर पाणी प्यायला हवे. जेव्हाही त्यांची लघवी रंगहीन असेल आणि त्याला कोणताही वास येत नसेल तर अश्या प्रकारच्या मुत्राचे सेवन करण्यास काहीच हरकत नाही.

चौथ्या स्तरावरचा अंतिम टप्प्यावरचा कर्करोग झाला असल्यास, डॉक्टर आणि ऑन्कोलॉजिस्ट केमोथेरपी किंवा इतर कोणतीही उपचार पद्धत सुचवत नाहीत. त्यांना असे वाटते की यामध्ये रुग्ण वाचण्याची शक्यता खूप कमी आहे आणि रुग्ण केमोथेरपीचे दुष्परिणाम सहन नाही करू शकणार. डॉक्टर त्यांच्या जगण्याची आशा सोडून देतात आणि त्यांना वेदनाशामक औषधे लिहून देतात.

वेदनाशामक केमोथेरपी आणि वेदनाशामक औषधे काही प्रमाणात वेदना कमी करू शकतात आणि जो पर्यंत ते जिवंत आहेत तो पर्यंत त्यांना मदत करू शकतात. पण यामुळे रोग बरा होत नाही.

अन्य औषधे काहीही परिणाम करत नाहीत अश्या प्रकारच्या चौथ्या आणि शेवटच्या स्टेजचा कर्करोग झालेली व्यक्ती देखील मुत्र चिकित्सा स्वीकारू शकते. जेव्हा मुत्र चिकित्सा योग्य पद्धतीने केली जाते तेव्हा अगदी थोड्याश्या कालावधीतच याचे फायदे दिसू लागतात. ही कर्करोगाच्या पेशींना नष्ट करते आणि त्यांना शरीराच्या इतर भागात पसरू देत नाही व त्यांना शरीरातून बाहेर काढते.

वेदनाशामक केमोथेरपी हे जास्त शक्तिशाली इंजेक्शन नाही. याचे फायदे आणि दुष्परिणाम मर्यादित आहेत. हे कर्करोग बरा करत नाही. हे सौम्य इंजेक्शन आहे जे कर्करोगाच्या पेशींना काही प्रमाणात कमी करते.

कर्करोगाच्या रुग्णांना शेवटच्या स्टेजमध्ये देण्यात येणाऱ्या, वेदनाशामक केमोथेरपीचे दुष्परिणाम मुत्र चिकित्सा कमी करते. मुत्र चिकित्सा कर्करोग रोखण्यात आणि बरा करण्यात अत्यंत प्रभावी आहे.

कर्करोग बरा करा
शस्त्रकीया आणि केमोथेरपी टाळा

हे बऱ्याच जणांना माहित आहे की यामध्ये उतींचा नाश होतो, याचे अनेक प्रकार आहेत आणि बऱ्याच केसेसमध्ये तो असाध्य असतो. जगात सर्वाधिक मृत्यूस कारणीभूत असलेल्या कारणांपैकी कर्करोग दुसऱ्या क्रमांकावर आहे.

कर्करोगाशी लढण्यासाठी व त्याचा प्रतिबंध करण्यासाठी, शस्त्रक्रिया आणि केमोथेरपी टाळून त्याऐवजी "मुत्र चिकित्सा" (युरीन थेरपी) करण्याचा सल्ला दिला जातो जो अधिक प्रभावी मार्ग आहे.

"मुत्र चिकित्से द्वारे कर्करोग बरा करा" हे पुस्तक विशेषतः प्रत्येकाला आपले निरोगी आयुष्य अबाधित राखण्यासाठी मदत व्हावी यासाठी लिहिण्यात आले आहे. एकदा का कर्करोगाचे निदान झाले की रुग्णांना शस्त्रक्रिया व केमोथेरपी करावी लागते आणि हे दोन्ही पर्याय सुरक्षित नाहीत, तसेच याचे बरेच दुष्परिणाम देखील आहेत.

"मुत्र चिकित्से" मध्ये नैसर्गिक रोगनिवारक शक्ती आहे.

ही कर्करोग व इतर सर्व प्रकारचे रोग रोखू/ नियंत्रित/ बरे करू शकते.

ही अत्यंत प्रभावी रोगनिवारक पध्दत आणि सर्वात सामर्थ्यवान नैसर्गिक उपचार प्रक्रिया आहे. ही सुरक्षित आहे आणि याचे कोणतेही दुष्परिणाम नाहीत.

ही पूर्णपणे मोफत आहे आणि घरच्या घरी याचा सराव केला जाऊ शकतो.

“मुत्र चिकित्सा” ही अधिक प्रभावी आहे आणि केमोथेरपी व रेडिएशन पेक्षा अधिक जास्त लाभदायक आहे. ही कर्करोगाच्या पेशींची वाढ नष्ट करू शकते आणि यांना शरीराच्या इतर भागात पसरण्यापासून रोखते.

ही पद्धत निरोगी पेशींना नष्ट न करता कर्करोगाच्या विषारी पेशींना मारते.

परमेश्वराने मानवाला अप्रतिम भेट दिलेली आहे, त्याचे स्वतःचे जल “शिवाम्बू”. शिव म्हणजे लाभदायक, आरोग्यदायी व ‘अम्बु’ म्हणजे पाणी.

दमनार तंत्रामध्ये “शिवाम्बू” ला पवित्र द्रव समजले जाते.

संयुक्त संस्कृत शब्द “शिवाम्बू” (लाभदायक पाणी)

मुत्र चिकित्सेची सामर्थ्यवान पद्धत कर्करोगाच्या रुग्णांना त्यांना होणाऱ्या त्रासापासून आराम देण्यासाठी आणि त्यांचे निरोगी आयुष्य राखून ठेवण्यासाठी मदत करते.

कर्करोगावर शस्त्रक्रिया, केमोथेरपी आणि रेडिएशन यांच्याद्वारे उपचार केले जातात. परंतु आकडेवारी असे दर्शविते की कर्करोग बरा करण्यात ह्या उपचारपद्धतींचा प्रभाव मर्यादित आहे आहे आणि यांचे काही दुष्परिणाम देखील आहेत.

ज्या रुग्णांना ट्युमर झाला आहे तो बॉर्डर लाईन ट्युमर आहे का स्टेज झिरो कर्करोग आहे किंवा घातक नसलेला नॉन-कॅन्सर ट्युमर आहे याचे निदान करणे डॉक्टरांसाठी अतिशय अवघड आहे.

डॉक्टरांच्या मते, अश्या परिस्थितीमध्ये देखील शस्त्रक्रियेद्वारे अश्या रुग्णांचा ट्युमर काढून टाकण्याची आवश्यकता असते आणि काही वेळा ट्युमर काढण्यापूर्वी केमोथेरपीद्वारे त्याचा आकार कमी करण्याची गरज असते.

जेव्हा रुग्णांना त्यांच्या छातीमध्ये किंवा शरीराच्या इतर कुठल्याही भागात ट्युमर किंवा काही वाढ झाल्याचे लक्षात येते तेव्हा ते डॉक्टरांचा

सल्ला घेतात. स्कॅनिंग केल्यानंतर डॉक्टर रुग्णाला कर्करोग झाल्याचे निदान करतात. यानंतर डॉक्टर रुग्णांच्या मनात भीती निर्माण करतात आणि त्यांना शस्त्रक्रिया, बायोप्सी आणि केमोथेरपी करण्याचा सल्ला देतात. डॉक्टर त्यांना हे देखील सांगतात की जर त्यांनी शस्त्रक्रिया व केमोथेरपी नाही केली तर ते वाचणार नाहीत.

केमोथेरपीचे अनेक दुष्परिणाम आहेत जसे की केस गळणे, थकवा, संसर्ग, रक्तक्षय (लाल रक्तपेशींची संख्या कमी होणे), मळमळ आणि उलट्या, मलावरोध, अतिसार, तोंड, जीभ आणि घश्याच्या समस्या, मज्जातंतू, स्नायू, फुफ्फुसे, यकृत, मूत्रपिंडाच्या समस्या, सुन्नपणा किंवा इतर विविध समस्या. शरीरामधील पांढऱ्या व लाल रक्तपेशींची संख्या कमी होते. केमोथेरपी कर्करोगाच्या पेंशीसोबत निरोगी पेशी देखील मारते/ नष्ट करते.

जेव्हा बायोप्सी केली जाते तेव्हा केवळ ट्युमरला टोचले गेल्यामुळे त्यातील कर्करोगाच्या पेशी शरीराच्या इतर भागात पसरण्याची शक्यता असते आणि रुग्ण कर्करोगाच्या पहिल्या स्टेजवरून चौथ्या स्टेजवर जाऊ शकतो.

डॉक्टरांच्या मते कर्करोग पुन्हा निर्माण होण्याची शक्यता नेहमीच असते.

मी असे सुचवू इच्छितो की रुग्णाला कर्करोग झाल्याचे निदान झाल्यावर त्याने घाबरून जाऊ नये, भयभीत होऊ नये किंवा कोणत्याही प्रकारचे नैराश्य येऊ देऊ नये.

अश्या वेळेस पेशंटने सकारात्मक दृष्टिकोन ठेवावा. त्यांनी जराही विलंब न करता मुत्र चिकित्सा पद्धत अवलंबून कर्करोगाचा सामना करावा आणि लढा द्यावा.

मुत्र चिकित्सा आजारी लोकांसाठी रामबाण उपाय आहे. होलिस्टिक आणि ओर्गानिक पद्धतीने कर्करोगास प्रतिबंध करण्यासाठी आणि बरा करण्यासाठी ही चिकित्सा अत्यंत प्रभावी आहें.

कर्करोगाच्या रुग्णांनी शस्त्रक्रिया, बायोप्सी किंवा केमोथेरपी करण्यापूर्वी "मुत्र चिकित्सा" केली पाहिजे, कारण ही चिकित्सा त्यांची अनावश्यक अश्या महागड्या उपचारांच्या मानसिक पीडेपासून आणि भयानक परिस्थितीपासून सुटका करते.

रुग्णांना २-३ आठवड्यातच त्यांच्या शारीरिक व मानसिक आरोग्यामध्ये लाभ झाल्याचे लक्षात येईल, त्यांची प्रतिकारशक्ती वाढेल आणि त्यांना आपल्या शरीरात जास्त उर्जा असल्याचे जाणवू लागेल. त्यांचे कर्करोगाचे ट्युमर/ वाढ आणि कर्करोगाच्या लीम्फ नोड्स दिवसेंदिवस काही प्रमाणात कमी होत असल्याचे त्यांना आढळून येईल. ते ३० दिवसानंतर वैद्यकीय चाचणी करून घेऊ शकतात आणि त्यांच्या आरोग्यात सुधारणा झाल्याचे त्यांना समजेल.

३० दिवसानंतर जर त्यांना काही सुधारणा आढळली नाही आणि जर त्यांना आवश्यक वाटले तर ते शस्त्रक्रिया करून घेऊ शकतात. शस्त्रक्रियेनंतर त्यांनी केमोथेरपी किंवा रेडिएशन न घेता मुत्र चिकित्सा सुरु ठेवावी.

तसेच शस्त्रक्रियेनंतर मुत्र चिकित्सेसोबत त्यांच्या डॉक्टरांच्या सल्ल्यानुसार ते तोंडी औषधे घेणे सुरु ठेवू शकतात.

मुत्र चिकित्सा कर्करोगाच्या पेशींना नष्ट करू शकते तेही इतर कोणत्याही सक्रीय पेशींना नष्ट न करता

मुत्र चिकित्सा कर्करोगाच्या पेशींना नष्ट करू शकते, तेही इतर कोणत्याही सक्रीय पेशींना नष्ट न करता. ही रेडिएशन व केमोथेरपी पेक्षा अधिक प्रभावी आहे आणि जास्त लाभदायक आहे.

ही कर्करोगाच्या पेशींच्या वाढीस नष्ट करते आणि रोगास शरीराच्या अन्य भागात पसरण्यापासून रोखते.

ही चिकित्सा कोणताही दुष्परिणाम न करता कर्करोगाच्या पेशींमधील विषारी पदार्थ नष्ट करू शकते.

- मुत्र ही अत्यंत प्रभावी उपचार पद्धत आणि सर्वात प्रभावी नैसर्गिक उपाय आहे.
- या मध्ये सर्व प्रकारच्या दीर्घकालीन आजारांना नियंत्रित करण्याची व बरे करण्याची नैसर्गिक शक्ती असते.
- हे रोगप्रतिकार शक्ती वाढवू शकते, मज्जातंतूच्या विकारांमध्ये सुधारणा घडवू शकते, आपल्या शरीरात जमा झालेले विषारी पदार्थ विरघळवून काढून टाकू शकते.
- हे मृत पेशींना पुनर्जीवित करू शकते; मेंदू, हृद्य, फुफ्फुसे, स्वादुपिंड, यकृत आणि आतडे, इत्यादी सारख्या महत्वाच्या अवयवांची प्रतिकार शक्ती पुन्हा निर्माण करू शकते.
- हे आपल्या शरीराचे पुनरुज्जीवन करते आणि लोकांचे आरोग्य सुरक्षित ठेवते.

- सर्व प्रकारच्या दीर्घकालीन आजारांना प्रभावीपणे बरे करण्याची ही एक पूर्णपणे औषधविरहीत पद्धत आहे.
- ही उपचारांची सर्वात सुरक्षित पद्धत आहे ज्याचे कोणतेही दुष्परिणाम नाहीत.
- हा अत्यंत जालीम उपाय आहे आणि केमोथेरपी व रेडिएशन पेक्षा अधिक लाभदायक आहे.
- ही केमोथेरपीचे दुष्परिणाम देखील कमी करू शकते.
- दीर्घकालीन आजारांनी त्रस्त असलेल्या शेवटच्या टोकावर उभ्या असलेल्या रुग्णांना ही चिकित्सा नवीन आयुष्य देऊ शकते.
- मुत्र चिकित्सा ही सकारात्मक प्रकारची उपचार पद्धत आहे आणि इतर सर्व प्रकारच्या पद्धती व वैकल्पिक उपचारांच्या तुलनेत सर्व आजारांवर नियंत्रण ठेवण्यासाठी व त्यांना बरे करण्यासाठी थोडा कालावधी लागतो.
- उपशामक (पॅलीएटीव) उपचार घेत असलेल्या रुग्णांच्या बाबतीत डॉक्टर त्यांच्या जगण्याची आशा सोडून देतात. ते फक्त वेदना कमी करण्यासाठी आणि कठीण परिस्थितीवर मात करण्यासाठीच उपशामक उपचार घेण्याचा सल्ला देतात. जे लोक उपशामक उपचार / औषधे घेत असतात ते देखील मुत्र चिकित्सेचा मार्ग अवलंबू शकतात. ह्या मुळे त्यांची वेदना आणि पीडा कमी होऊ शकते आणि आयुष्यमान वाढू शकते.

डॉक्टरांनी विश्वास ठेवला पाहिजे की "मुत्रामध्ये रोग बरे करण्याची नैसर्गिक दैवी शक्ती आहे" आणि विविध प्रकारच्या रोगांना नियंत्रित व बरे करणारा केवळ एकच नैसर्गिक उपाय आहे. माझ्या पुस्तकामध्ये मी हे तथ्य रुग्णाच्या वैद्यकीय चाचणी अहवालासोबत केस हिस्टरी, प्रमाणपत्र यांच्या सहाय्याने सिद्ध केले आहे.

डॉक्टर त्यांची स्वतःची उपचार पद्धत अवलंबू शकतात परंतु जर रुग्ण बरा होत असेल आणि त्यांची त्रासापासून मुक्तता होत असेल तर त्यांनी नैसर्गिक उपचार पद्धतीमध्ये कोणताही अडथळा निर्माण करू नये.

दीर्घकालीन आजारांनी त्रस्त असलेल्या रुग्णांना डॉक्टरांनी मुत्र चिकित्सा अवलंबण्याचा सल्ला दिला पाहिजे आणि याची शिफारस केली पाहिजे. यामुळे कोट्यावधी लोकांचे प्राण वाचू शकतात आणि त्यांना त्यांच्या दुखण्यापासून आराम मिळू शकतो. ही चिकित्सा कर्करोगाच्या रुग्णांना नवजीवन देऊ शकते.

जर प्रारंभिक अवस्थेत मुत्र चिकित्सा पद्धतीचा अवलंब योग्य प्रकारे केला गेला तर बऱ्याच वेळा रुग्ण शल्यक्रिया, बायोप्सी, केमोथेरपी आणि रेडिएशन टाळू शकतात.

मुत्र हे वैश्विक औषध आहे

बाजारात विविध आजार दूर करण्यासाठी हजारो औषधे उपलब्ध आहेत. प्रत्येक औषधाचा शरीराच्या अवयवांवर व त्याच्या विविध प्रणालींवर वेगवेगळा परिणाम होत असतो. पोटाची औषधे डोळ्यात नाही घालता येत. डोळ्याची औषधे कानांसाठी उपयोगी नसतात आणि कानात घालयाची औषधे आपण पिऊ नाही शकत. परंतु मुत्र हे मानवी शरीरात निर्माण होणारे असे एकमेव औषध आहे जे वैश्विक औषध आहे, तसेच जवळपास सर्व प्रकारच्या रोगांचा प्रतिबंध करते व त्यांना बरे करते, भले ही कोणताही रोग असो, कोणतेही कारण अथवा कोणताही स्तर असो. तसेच रोगाच्या निदानासाठी कोणत्याही डॉक्टरची गरज नाही. देवाने आपल्याला आपल्या जन्मापासूनच अमुल्य अशी देणगी दिली आहे जी कोणत्याही प्रकारच्या आजाराला बरे करू शकते, भले ही तो आजार आधुनिक आरोग्यशास्त्रानुसार तीव्र असो वा जुनाट.

"मुत्र चिकित्सा" वाचण्याचे शक्यता वाढवू शकते आणि यामुळे कर्करोगामुळे होणाऱ्या मृत्यूंच्या संख्येत घट होऊ शकते

हॉस्पिटलमध्ये वैद्यकीय उपचार आणि केमोथेरपी घेत असलेलेल कर्करोगाचे रुग्ण मुत्र चिकित्सेचा मार्ग अवलंबू शकतात. यामुळे रुग्णांची सहनशीलता वाढेल आणि केमोथेरपी व इतर औषधांचे दुष्परिणाम त्यांना जाणवणार नाहीत. ज्या रुग्णांनी मुत्र चिकित्सेचा मार्ग अवलंबला नाही त्यांच्या तुलनेत हे रुग्ण लवकर बरे होतील.

ही चिकित्सा शेवटच्या टप्प्यावरील रुग्णांचा त्रास कमी करू शकते, ज्यांना उरलेल्या जीवनकाळासाठी उपशामक उपचारांवर ठेवलेले आहे.

ह्या चिकित्सेला कर्करोगाशी लढण्यासाठी सर्वोत्तम सहाय्यक प्रणाली समजली जाऊ शकते.

यामुळे कर्करोगाच्या रुग्णांची जगण्याची शक्यता वाढू शकते.

बऱ्याच केसेसमध्ये रुग्ण शस्त्रक्रिया आणि केमोथेरपी टाळू शकतात.

यामुळे कर्करोगामुळे होणाऱ्या मृत्यूंची संख्या कमी होऊ शकते.

ही रोगप्रतिकारक प्रणालीस प्रोत्साहन देते, मज्जातंतूच्या रोगांमध्ये सुधारणा करते, शरीरात जमा झालेल्या विषारी पदार्थांना विरघळवतो आणि काढून टाकतो.

ही मृत ऊतकांना पुनर्जीवित करते, मेंदू, हृद्य, फुफ्फुसे, स्वादुपिंड, यकृत आणि आतडे इत्यादींसारख्या महत्वपूर्ण अवयवांची प्रतिरोध शक्तीचे पुनर्निर्माण करते.

ही आपल्या शरीराचे पुनरुज्जीवन करते आणि लोकांच्या आरोग्यास सुरक्षित ठेवते.

सर्व प्रकारच्या जुनाट आजारांना बरे करण्याची ही पूर्णपणे औषधविरहीत अशी प्रभावी प्रणाली आहे.

ही उपचारांची सर्वात सुरक्षित पद्धत आहे ज्याचे कोणतेही दुष्परिणाम होत नाहीत.

ही सर्वात प्रभावी उपचार प्रणाली आणि सर्वात प्रभावी नैसर्गिक उपचार आहे.

ही केमोथेरपी आणि रेडिएशनपेक्षा अधिक शक्तिशाली आहे आणि त्याचे फायदे देखील जास्त आहेत.

उपचारांच्या सकारात्मक पद्धतींपैकी ही एक पद्धत आहे आणि सर्व आजारांवर नियंत्रण मिळण्यासाठी आणि त्यांना बरे करण्यासाठी इतर सर्व पद्धती आणि वैकल्पिक उपचारांच्या तुलनेत ह्या चिकित्सेला कमी कालावधी लागतो.

तुम्हाला सर्व प्रकारच्या आजारांपासून वाचवण्यासाठी मुत्र चिकित्सा ही सर्वोत्तम प्रतिबंधक पद्धत आहे. ही सर्व प्रकारच्या दीर्घकालीन आजारांना नियंत्रित करू शकते आणि बरे करू शकते. आरोग्याच्या बाबतीत जागरूक असलेल्या व्यक्तींनी कोणताही रोग झाला नसला तरीही मुत्र चिकित्सा अवलंबू शकतात. त्यांना काही दिवसातच ताजेतवाने वाटू लागेल आणि आयुष्यभर निरोगी राहतील.

मुत्र चिकित्सा केवळ तुम्हाला सुंदर बनवण्यासाठी आणि तुमचा कायाकल्प करण्यासाठीच उपयोगी आहे असे नाही, तर ही तुमच्या व्यक्तिमत्वावर देखील परिणाम करते. यामुळे तुम्ही समाधानी बनता.

तुमच्यापैकी अनेक जणांना हे ऐकून आश्चर्य वाटेल की अशी अद्भुत गोष्ट अस्तित्वात आहे. पण म्हणतात ना की "आधी पहा आणि मग विश्वास ठेवा". तुम्ही स्वतः प्या आणि तपासा. जोपर्यंत तुम्ही हे पिऊन पहात नाही तो पर्यंत आपल्या शरीरावर त्याचा किती चांगला परिणाम होतो हे तुम्हाला कधीही समजणार नाही.

जर कर्करोगाचे रुग्ण मुत्र चिकित्सेसोबत प्राणायाम, योगा आणि चालण्याचा व्यायाम यासारख्या नैसर्गिक गतीविधी देखील करतील तर ते वेगाने बरे होतील.

मेडिकल - बॉम्बशेल! असे आढळून आले आहे की केमोथेरपीमुळे कर्करोग पसरतो

मेडिकल - बॉम्बशेल! असे आढळून आले आहे की केमोथेरपीमुळे कर्करोग पसरतो या विषयाच्या युट्युब वरील व्हिडीओ मजकूर फॉर्मेट आढळला आहे, जो खालीलप्रमाणे आहे:-

केमोथेरपीच्या धोक्यांविषयी आणि केमोथेरपीचा सर्वात मोठा दुष्परिणाम अधिक जास्त कर्करोग आहे या बद्दल आम्ही अनेक वर्षांपासून चेतावणी देत आहोत.

“द आल्बर्ट आईनस्टाईन कॉलेज ऑफ मेडिसिन ऑफ येशिवा युनिव्हर्सिटी” द्वारे घेण्यात आलेल्या अध्ययनाद्वारे याची पुष्टी करण्यात आली आहे की:-

अध्ययनात असे आढळून आले की केमोथेरपीमुळे कर्करोगाच्या पेशी संपूर्ण शरीरात पसरतात आणि ज्यामुळे अजून कर्करोगाचे ट्युमर निर्माण होतात जे बहुधा जीवघेणे असतात.

हे अध्ययन डॉ. जॉर्ज करीन जीयानीस ह्यांच्या नेतृत्वाखाली करण्यात आले, व ह्या अध्ययनात आढळले की जे रुग्ण केमोथेरपीची औषधे घेतात अश्या रुग्णांमध्ये कर्करोगास ज्या मार्गांनी रक्तपुरवठा होतो त्यामध्ये वाढ झाली आहे. कर्करोगाच्या पेशी स्वतःला रक्तपुरवठा व्हावा म्हणून कनेक्शन्स निर्माण करून स्वतःची वाढ करतात, ह्या प्रक्रियेला एंजिओजेनेसिस म्हणतात, म्हणूनच कर्करोगाच्या बऱ्याच औषधांमध्ये ॲंटी- एंजिओजेनेसिस प्रक्रिया असावी लागते, परंतु अध्ययनानुसार

कर्करोगाच्या पेशींना केमोथेरपी दिल्यामुळे अशी यंत्रणा सुरु होते जी त्या पेशींना केमोथेरपीनंतर पूर्वीपेक्षा अधिकच शक्तिशाली बनवते.

ही बाब थक्क करणारी आहे. हे संशोधन पुन्हा पहा, हे "द आल्बर्ट आईनस्टाईन कॉलेज ऑफ मेडिसिन ऑफ येशिवा युनिव्हर्सिटी" येथे उपलब्ध आहे, आणि जर तुम्ही नीट विचार केलात तर तुम्हाला समजेल की ह्या अध्ययनाने नक्की काय सिद्ध केले, तर केमोथेरपी ही मुख्यत्वे कर्करोगाच्या उद्योगांसाठी पुनरावृत्ती व्यवसाय औषध म्हणून कार्य करते कारण ह्यामुळे कर्करोग अधिकच वाढतो.

मी नैचुरल न्यूज (नैसर्गिक बातम्यांमध्ये) मध्ये वर्षानुवर्षे हेच सांगत आलो आहे.

माझ्या म्हणण्याचा अर्थ असा आहे की, केमोथेरपी अत्यंत विषारी आहे. यामुळे केमो ब्रेन होऊ शकतो, तुमच्या मेंदूला हानी पोहचते, हृदयाला हानी पोहचते, किडनीला हानी पोहचते, आणि याच वेळेस संपूर्ण शरीरात देखील कर्करोगाच्या पेशी पसरवत असते, ज्यामुळे अजून जास्त कर्करोग होतो, व तुम्ही कर्करोग उद्योगाचे वारंवार येणारे ग्राहक बनता, आणि हा सगळा पैशांचा खेळ आहे.

तुम्हाला असे वाटते का की कर्करोग उद्योग सर्वांच्या शरीरातील कर्करोगास प्रतिबंध करून स्वतःला नष्ट करून घेईल; कोणत्याही माणसाने तर्कसंगत विचार करून पाहावा की करोडो-अब्जो रुपये कमवणारे उद्योगधंदे एका रात्रीत स्वतःच्या उद्योगाची माती करून घेतील?

नक्कीच नाही! उद्योगधंदे अश्याप्रकारे नाही चालत.

त्यांच्यासाठी हे केवळ पैसे कमवण्याचे साधन आहे; त्यांना अधिक नफा कमवायचा असेल तर त्यांना अधिक कर्करोगाची आवश्यकता आहे आणि असेच घडते. कसे? किती विचित्र योगयोग आहे की त्यांनी पुढे केलेल्या सर्वात उत्तम उपचारामुळेच अधिक जास्त कर्करोग निर्माण होतो

आणि पिअर-रीव्युड मेडिकल जर्नल मध्ये प्रकाशित केलेल्या विज्ञानाने हे मान्य केले आहे. संशोधकाने असेही म्हटले आहे की सध्या ते स्तनाच्या कर्करोगामधील कर्करोगाच्या पेंशीच्या प्रसाराचा अभ्यास करत आहेत, पण त्याचसोबत असेच परिणाम इतर प्रकारच्या कर्करोगांमध्ये आढळतात का

यावर देखील ते काम करत आहेत, म्हणून हे अध्ययन पूर्णपणे स्तनांच्या कर्करोगासाठी होते आणि बेईमान व नाटकी ऑन्कोलॉजिस्ट बऱ्याच महिलांमध्ये कर्करोगासाठी उपचार घेण्याची भीती निर्माण करतात.

वर्तमान परिस्थितीमध्ये मेडिकल इंडस्ट्रीजमध्ये सर्वात बेईमान कोण असेल तर ते आहेत ऑन्कोलॉजिस्ट, जे स्त्रियांमध्ये दहशत निर्माण करतात की जर त्यांनी आजच्या आज जर उपचार सुरु केले नाहीत तर त्या तीन ते सहा महिनेच जगू शकतील.

ते महिलांवर दबाव आणतात आणि ते अत्यंत प्रभावी युक्त्या वापरतात आणि हे कधीही सांगत नाहीत की ऑन्कोलॉजी केंद्रांना केमोथेरपीच्या औषधांमधून भरपूर नफा होतो. जेव्हा ते स्त्रियांना घाबरवून अश्या औषधांची इंजेक्शन घेण्यास सांगत असतात तेव्हा ते ह्या औषधांपासून स्वतःचा फायदा करून घेत असतात.

संपूर्ण अमेरिकेमध्ये देखील असेच चालू आहे. कर्करोग ऑन्कोलॉजजिस्ट अतिशय अनैतिक आहेत. ते खोट बोलतात, महिलांना घाबरवून आणि त्यांच्या मनात दहशत निर्माण करून त्यांना स्वतःच्या म्हणण्याप्रमाणे करण्यास भाग पडतात, आणि आता आपल्याला कळले आहे की ते कर्करोग अधिक पसरवण्याचे काम करत आहेत. आणि मला वाटते की त्यांना हे बऱ्याच काळापासून माहित आहे. त्यांना माहित आहे की एकदा का एखाद्या व्यक्तीने केमोथेरपी घेण्यास सुरवात केली तर तो रुग्ण वारंवार येऊ लागतो आणि याप्रकारे ऑन्कोलॉजी केंद्रांना वारंवार कमाई मिळू लागते. त्यांना पूर्णपणे माहित आहे की ते काय करत आहेत.

अशी जवळपास कोणतीही परिस्थिती नाही की केमोथेरपी चांगला वैद्यकीय उपचार करत असेल. त्याऐवजी दुसरा पर्याय शोधा. नैसर्गिक मार्ग शोधा. आधुनिक औषधे शोधा. आरोग्यदायी पर्याय शोधा. तुमच्या आहारच्या सवयी बदला; ज्या गोष्टी तुमच्या शरीरात कर्करोग निर्माण करत आहेत त्यांना बदला.

माझी खात्री आहे की ते फायद्यासाठी लोकांचे शोषण करत आहेत आणि घाबरवण्यासाठी युक्त्या वापरत आहे आणि विषारी पदार्थ त्यांच्या शरीरात सोडत आहेत, हे माहित असून देखील की हे विषारी पदार्थ अजून जास्त कर्करोग निर्माण करणार आहे, कारण यामुळे त्यांचा फायदा होणार आहे. त्यांचे काम अश्याच प्रकारे चालते. तुम्ही विश्वास ठेवा अथवा नका ठेवू पण केमोथेरपी ही रानटी पद्धत आहे.

हेच कर्करोग उद्योगाचे थोडक्यात वर्णन आहे. तर आपण या ऐवजी काय करू शकतो?

वेल! फक्त केमोथेरपीला नाही, नाही, नाही म्हणा

स्वयं-मुत्र चिकित्सा (शिवाम्बू कल्प):- दामार तंत्रामध्ये वर्णन केल्याप्रमाणे भारतीय आवृत्ती

दामार तंत्रात नमूद केलेल्या काही आवृत्त्या खाली दिल्या आहेत:-

हे पार्वती! मी तुला शिवाम्बू कल्पाच्या इष्ट कृती आणि विधी विशद करेन जो अनेक फायदे प्रदान करतो. शास्त्रवचनात पारंगत लोकांनी ह्या उद्देशाने काही विशिष्ट भांडी काळजीपूर्वक नमूद करून ठेवली आहेत.

खालील साम्ग्रीपासून बनवलेल्या भांड्यांना प्राधान्य दिले जाते:

सोने, चांदी, तांबे, कांस्य, पितळ, लोखंड, माती, पवित्र झाडांचे लाकूड, हाडे, चामडे आणि पाने.

चिकित्सा सुरु करण्याची इच्छा असणाऱ्या व्यक्तींनी खारट किंवा कडू पदार्थांचा त्याग करावा, अतिशय परिश्रम करू नयेत, संध्याकाळी हलका आहार करावा, जमिनीवर झोपावे आणि स्वतःच्या ज्ञानेद्रीयांवर नियंत्रण व प्रभुत्व मिळवावे.

शहाण्या व्यक्तीने लघवीचा सुरवातीचा व शेवटचा भाग सोडून दिला पाहिजे आणि फक्त मधील भाग जमा केला पाहिजे. ही सर्वोत्तम प्रक्रिया मानली जाते.

शिवाम्बू (स्वयं-मुत्र) हे स्वयंभू पियुष आहे जे वार्धक्य व आजारपण नष्ट करते. तोंड धुतल्यानंतर आणि सकाळच्या इतर आवश्यक कार्ये केल्यानंतर, व्यक्तीने स्वतःचे निर्मळ मुत्र सेवल केले पाहिजे, जे वार्धक्य व आजारपण दूर करणारे आहे.

जी व्यक्ती एक महिना शिवाम्बूचे सेवन करते ती आंतरिक दृष्ट्या शुद्ध होईल. दोन महिने सेवन केल्याने ज्ञानेद्रीयांना उत्तेजना व उर्जा मिळेल.

तीन महिने सेवन केल्याने सर्व आजार निघून जातील व सर्व त्रासांपासून मुक्ती मिळेल. पाच महिने पिल्याने व्यक्तीला दैवी दृष्टी प्राप्त होईल आणि सर्व रोगांपासून मुक्ती मिळेल.

मुत्रामध्ये खालील जीवनसत्वे व प्रथिने असतात:-

युरिया एन (नायट्रोजन)	६८२	कॅल्शियम	१९.५
युरिया	१४५९	मॅग्नेशियम	११.३
क्रीएटिनीन एन	३६	क्लोराईड	३१४
क्रीएटिनीन	९७.२	एकूण सल्फेट	९१
युरिया ॲसिड एन	१२.३	इनऑरगॅनिक सल्फेट	३३
युरिया ॲसिड	६.९	इनऑरगॅनिक फॉस्फेट	१२७
अमिनो एन	९.७	पीएच	६.४
अमोनिया एन	५७	पोटॅशियम	१३७
सोडियम	२१२		

दामार तंत्रामधील "शिवाम्बू"

देवाने मानवाला एक अद्भुत अशी भेट दिलेली आहे, त्याचे स्वतःचे जल "शिवाम्बू".

शिव म्हणजे लाभदायक, आरोग्यदायी व 'अम्बु' म्हणजे पाणी.

"शिवाम्बू" (लाभदायक पाणी) हा संयुक्त संस्कृत शब्द ह्या दोन शब्दांपासून तयार झाला आहे. दामार तंत्रामध्ये आढळणारे स्वयं-मुत्र किंवा स्वयं मुत्र चिकित्सा प्राचीन संस्कृत लेखन कार्य आहे. यामध्ये शिवाम्बूच्या म्हणजे स्वयं मुत्र चिकित्सेच्या उपचारात्मक उपयोगाच्या तंत्राचे भगवान शिवांनी त्यांच्या दैवीय पत्नी, पार्वती देवी यांना दिलेले तपशीलवार वर्णन दिलेले आहे. यामध्ये अनुष्टुप छंद प्रकारचे १०७ श्लोक किंवा स्तोत्र दिलेली आहेत. दामार तंत्रात असे सांगितले गेले आहे की शिवाम्बूच्या (स्वतःच्या मुत्राच्या) सहाय्याने सर्व रोग बरे केले जाऊ शकतात आणि संपूर्ण मानवजाती शिवाम्बूच्या नियमित सेवनाने आरोग्य आणि सामर्थ्य टिकवून ठेवू शकते

आईच्या गर्भात मूल वाढू लागते.

गर्भवती महिलांचे जन्माला न आलेला गर्भ ॲम्नीओटीक द्रवपदार्थांने वेढलेला असतो.

ॲम्नीओटीक द्रवपदार्थ बाळाच्या वाढीसाठी अत्यंत महत्वाचे असतो ज्यामध्ये गर्भाचे मुत्र देखील असते.

ॲम्नीओटीक द्रवपदार्थ आणि गर्भाचे मुत्र हे सतत बाळाच्या श्वासोच्छवासासोबत आत घेतले जात असते व बाहेर सोडले जात असते.

आईच्या गर्भात असताना ण जन्मलेले मूल ॲम्नीओटीक द्रवपदार्थ आणि गर्भाचे मुत्र यामध्ये तरंगत असते, श्वासोच्छवासाद्वारे आत घेतले जात असते, तोंडात जात असते. मुत्र पूर्णपणे निरुपद्रवी आहे जे बाळाचे संरक्षण करते त्याच्या सामान्य पणे वाढीसाठी स्नायू/हाडांच्या विकासासाठी चालना देते आणि बाळास जीवन देण्यास मदत करते.

मुत्र मातेच्या गर्भात वाढणाऱ्या बाळाचे संरक्षण करते आणि बाळास जीवन देते, त्यामध्ये सर्व प्रकारच्या आजारांना प्रतिबंध करण्याची, नियंत्रित करण्याची आणि बरे करण्याची नैसर्गिक शक्ती आहे.

अनेक लोक आहेत ज्यांना मुत्राबद्दल गैरसमज आहेत आणि त्यांना असे वाटते की हे घाण आहे, कदाचित विषारी देखील आहे, कारण हे शरीरातून बाहेर काढले जात आहे. बरेच लोक मुत्राचे नाव घेतल्यावर नाक मुरडतात व त्याला शरीरातील टाकाऊ पदार्थ समजतात, पण प्रत्यक्षात हे पाण्यापेक्षाही स्वच्छ आहे. केवळ इतकेच नाही तर स्वतःचे मुत्र पिणे हे नक्कीच धक्कादायक कृत्य समजले जाते पण याने अन्यथा असाध्य समजले जाणारे आजार बरे केले आहेत.

जोपर्यंत तुम्ही हे पिऊन बघणार नाहीत तोपर्यंत तुम्हाला तुमच्या शरीरावर याचे काय चांगले परिणाम होतात हे कळणार नाही. तुम्हाला चांगले परिणाम पाहून आश्चर्याचा धक्का बसेल. याशिवाय, तुम्हाला जास्त दुखणे सहन करावे लागणार नाही, डॉक्टरकडे सारखे-सारखे जावे लागणार नाही किंवा प्रचलित वैद्यकीय उपचारांवर इतका जास्त खर्च करावा लागणार नाही. मुत्र म्हणजे व्यक्तीच्या रक्तास गाळून तयार केलेला पदार्थ.

जगदीश आर भूरानी

प्राचीन संदर्भ

भगवान शिव यांनी स्वतः माता पार्वतीला "मुत्र चिकित्सेचे लाभ" संगितले आहेत याचा उल्लेख वेदांमधील प्राचीन पुस्तक "दामारतंत्रात" केला आहे. मुत्रास "शिवाम्बू" (स्वयं मुत्र) म्हटले आहे ज्याचा अर्थ आहे शिवाचे जल.

मुत्र चिकित्सा ही उपचारांची प्राचीन पद्धत आहे. बरे करण्याची शक्तिशाली पद्धत "स्वयं-मुत्र चिकित्सा" याचा उल्लेख ५००० वर्षापूर्वीचे दस्तावेज दामार तंत्र यामध्ये "शिवाम्बू कल्प विधी" या नावाने दिलेली आहे, म्हणजे ही प्रथा हिंदूचे पवित्र ग्रंथ वेदांच्या काळातील आहे. मुत्र चिकित्सेचा संदर्भ आयुर्वेदाच्या जवळपास सर्व खंडांमध्ये आढळतो आणि भावप्रकाश नावाच्या एका खंडात मुत्रास "विषाघ्न" म्हणजे सर्व विषांचा अंत करणारे आणि "रसायन" जे म्हाताऱ्या माणसाचे वार्धक्य दूर करते आणि "रक्तापमहरम" म्हणजे जे रक्त शुद्ध करते आणि सर्व प्रकारच्या त्वचारोगांना बरे करते असा उल्लेख केला गेला आहे.

तांत्रिक योग संस्कृतीमध्ये या प्रथेला "अमरोली" म्हणतात. अमरोली हा शब्द "अमर" ह्या मूळ शब्दापासून आला आहे. ते "शिवाम्बू"ला पवित्र जल मानतात. त्यांच्या मते मुत्र दुधापेक्षाही अधिक पौष्टिक आहे कारण ह्या प्रथेमुळे केवळ शारीरिक फायदाच होत नाही तर तुमची आध्यात्मिक प्रगती देखील होते कारण हे शरीरासाठी, मनासाठी आणि आत्म्यासाठी रामबाण औषध आहे.

देवाने आपल्याला आपल्या जन्मापासूनच ही अमुल्य भेट (मुत्र) दिलेली आहे.

बायबल मध्ये देखील ५:१५ ह्या म्हणीमध्ये असा उल्लेख केला आहे की:-

"आपल्या स्वतःच्या पानाच्या टाकीमधील पाणी प्या."

प्राचीन उल्लेख

"वैश्विक आत्म्याला माहित असते की त्याला कशाची गरज आहे आणि जे त्याच्या मालकीचे आहे ते तो मिळवतो."

"स्वयं मुत्र हे दैवी पियुष आहे"

- भगवान शिव-

(दामार तंत्रामधून)

उपाय:-

"तुमचे औषध तुमच्या मध्येच आहे, आणि तुम्ही त्याला पहात देखील नाहीत."

तुमचा आजार तुमच्या स्वतःमुळेच आहे पान तुम्ही त्याकडे लक्ष नाही देत.

- हजरत आली -

"आपल्या स्वतःच्या पानाच्या टाकीमधील पाणी प्या....."

- म्हण ५:१५-

(बायबल)

"मुत्र चिकित्सेचा" संदर्भ आयुर्वेदाच्या जवळपास सर्व खंडांमध्ये आढळतो, जसे की सुश्रुत, हरित, भावप्रकाश, योगरत्नाकर, रजनीघंतू, वाग्भट, धन्वंतरी निघंतू आणि भैषाज-रत्नावली, आणि असेच इतर अनेक. दामार तंत्रचा भाग शिवाम्बू कल्प विधी मधील १०७ श्लोकांमध्ये

मुत्र चिकित्सा करण्याची प्रक्रिया आणि नियम व काही विशिष्ट औषधी वनस्पतींसोबत घेतल्यास त्याचे लाभदायक परिणाम तपशीलवार नमूद केले आहेत.

विद्वान जैन आचार्य भद्राबाबूंच्या "व्यवहारसूत्र" च्या ४१ व ४२ व्या श्लोकांमध्ये देखील असा उल्लेख केला आहे की, व्रत करताना किंवा धार्मिक विधींमधील नियमित कृती करताना व्यक्तीने स्वतःचे मुत्र प्यायला पाहिजे.

तात्रिक योग संस्कृतीमध्ये, ह्या पद्धतीला अमरोली म्हणतात. अमरोली हा शब्द अमर ह्या मूळ शब्दापासून आला आहे ज्याचा अर्थ आहे अमरत्व, न मारणारा, अविनाशी, म्हणूनच अमरोली हे तंत्र अमरत्व प्राप्त करण्यासाठी तयार करण्यात आले होते. मूळतः अमरोली ही उपचार पद्धती नव्हती तर आध्यात्मिक पद्धत होती. त्यांनी ह्याला पवित्र द्रव म्हणजे "शिवाम्बू" असे नाव दिले. त्यांच्या मते मुत्र हे दुधापेक्षाही जास्त पौष्टिक असते.

जुन्या नोंदीनुसार असे आढळून येते की अगदी पाश्चिमात्य देशांमधील लोकांना देखील मुत्राचे सामर्थ्य व अद्भुत औषधी गुणधर्म ज्ञात होते. इंग्लंड, स्कॉटलंड, आणि आयर्लंड मध्ये एकोणिसाव्या शतकाच्या सुरवातीच्या काळात एकाच वेळेस प्रकाशित झालेल्या "वन थाउजंड नोटेबल थिंग्स" या पुस्तकामध्ये मुत्र चिकित्सेचे अनेक महत्त्वपूर्ण आणि उपयुक्त संदर्भ उपलब्ध आहेत.

२४ ऑक्टोबर १९६७ रोजी सॅन फ्रान्सिस्को (यू. एस. ए.) च्या मेडिकल जर्नलमध्ये प्रकाशित केलेल्या प्रेस रिपोर्टमध्ये असे सांगण्यात आले की सामान्य मानवी मूत्रामध्ये कर्करोग, क्षयरोग, फुफ्फुस आणि हृदयवाहिन्यांसंबंधी रोग यासारखे प्राणघातक रोग बरे करण्याची अद्भुत शक्ती आहे. अमेरिकन हार्ट असोसिएशनच्या वैज्ञानिक सत्रात संशोधक

डॉक्टर म्हणाले की "मानवी मुत्राचे अर्क ठराविक प्राणघातक रोगांवर उपचार करण्याची शक्ती आहे आणि ह्या अर्कास युरोकीनेस म्हणतात."

जपान आणि चीन मधील औषध कंपन्या मानवी मुत्रामधून "युरोकीनेस" हा मौल्यवान पदार्थ काढत आहेत आणि इतर देशांमध्ये निर्यात करून मौल्यवान परकीय चलन मिळवत आहेत. हा अर्क हृदय आणि फुफ्फुसाच्या आजारात रक्ताच्या गुठळ्या विरघळवण्यासाठी उपयुक्त आहेत.

चार विद्वान अमेरिकन डॉक्टरांनी लिहिलेल्या एका मोठ्या ग्रंथातील १३५४व्या पानावर युरोकीनेसचा संदर्भ आढळतो. या पुस्तकाचे नाव आहे "गुडमन एंड गिलमन्स द फार्माकोलॉजिकल बेसिस ऑफ थेरेप्युटीक्स" जे मॅकमिलन पब्लिशिंग कं. न्यू यॉर्क द्वारे प्रकाशित केले आहे.

हे सर्व ज्ञात आहे की काही लोक गायीचे मुत्र पितात आणि त्यांच्या दुखण्यापासून व त्रासापासून मुक्ती मिळवतात. लोक गायीचे मुत्र थेट व अल्प प्रमाणात पितात. ते आयुर्वेद आणि होमिओपॅथीची औषधे देखील घेतात ज्यामध्ये थोड्या प्रमाणात गायीचे मुत्र मिसळलेले असते जेणेकरून त्यांचे फायदे वाढतील.

गायीच्या मुत्रास "पवित्र मुत्र" समजतात पण ते गायीचे मुत्र थेट व जास्त प्रमाणात पिऊ नाही शकत.

याउलट जे लोक "मुत्र चिकित्से" (स्वयं मुत्र) चा मार्ग स्वीकारतात व अवलंबतात ते त्यांचे मुत्र जास्त प्रमाणात पिऊ शकतात आणि जास्तीत जास्त फायदे मिळवू शकतात. त्यांनी याकडे लक्ष ठेवले पाहिजे की त्यांनी पांढऱ्या किंवा रंगहीन मुत्र जमा केले पाहिजे ज्यामध्ये कोणताही वास नसतो आणि हे पाण्यासारख्याच चवीचे असते. ते स्वयं मुत्रासोबत गायीचे मुत्र देखील सेवन करू शकतात आणि अधिक फायदे मिळवू शकतात.

मुत्र विश्लेषण आणि संशोधन असे दर्शविते की आपले स्वतःचे मुत्र (स्वयं मुत्र) आणि गायीचे मुत्र यामध्ये समान मौल्यवान प्रथिने असतात:-

क्रीएटिनीन, युरिया-एन (नायट्रोजन), युरिया, सोडियम, पोटॅशियम, कॅल्शियम, मॅग्नेशियम, अमोनिया-एन, क्लोराईड, एन/१० ॲसिड आणि

इतर जीवनसत्वे आणि हार्मोन्स जे शरीर व आरोग्याच्या देखभालीसाठी महत्वपूर्ण आहेत.

जेव्हा आपण “मुत्र” या विषयावर बोलतो तेव्हा बरेच लोक या विषयाकडे दुर्लक्ष करतात आणि यावरील कालीम्यामुळे त्यांना या विषयावर चर्चा करण्याची इच्छा नसते. त्यांना याच्या मौल्यवान क्षमतेची आणि विविध फायद्यांची जाणीव नसते जे येअचे सेवन करून मिळवता येते आणि यामध्ये “नैसर्गिक उपचार शक्ती” असते.

त्यांनी याबाबतीत सकारात्मक दृष्टीकोन विकसित केला पाहिजे, आपल्यातील नैसर्गिक उपचार शक्तीची जाणीव करून घेतली पाहिजे आणि मनमोकळेपणाने मुत्र चिकित्सा स्वीकारण्याची व अवलंबण्याची प्रेरणा घेतली पाहिजे. यासोबत असलेल्या कालीम्याकडे दुर्लक्ष केले पाहिजे आणि इतर लोकोंना देखील “मुत्र चिकित्से”चे नैसर्गिक फायदे मिळवण्यासाठी प्रेरणा दिली पाहिजे.

मुत्र चिकित्सा ही उपचाराची प्राचीन पद्धत आहे. प्राचीन काळात अनेक ऋषी आणि ऋषीमुनी मुत्र चिकित्सेचे अनुसरण व पालन करीत होते. ते सक्रीय निरोगी जीवनाचा आनंद लुटत ३०० हून अधिक वर्षापर्यंत जगत होते.

भारताचे माजी पंतप्रधान दिवंगत श्री मोरारजी देसाई देखील मुत्र चिकित्सेचे अनुसरण करत होते आणि त्यांच्या जीवनाच्या शेवटच्या दिवसापर्यंत त्यांनी चांगले व निरोगी आयुष्याचा आनंद घेतला. अनेक महान व्यक्ती आहेत ज्या मुत्र चिकित्सेचे पालन करत आहे आणि निरोगी आरोग्य जगत आहेत.

आजही जगभरातील कोट्यावधी लोक मुत्र चिकित्सेचे पालन करत आहेत. परंतु मुत्र चिकित्सेचे जास्तीत जास्त फायदे मिळवण्याची योग्य विधी आणि तंत्र त्यांना माहित नाही.

मुत्र उपवास

बहुतेक रोगांचे मूळ कारण नष्ट करण्यासाठी आणि सर्व प्रकारचे जुनाट आजार बरे करण्यासाठी "मुत्र उपवास" अत्यंत प्रभावी आणि अतिशय शक्तिशाली आहे असे मानले जाते. मुत्र उपवासामध्ये व्यक्तीने संपूर्ण दिवस-रात्र फक्त मुत्र आणि पाणीचे सेवन केले पाहिजे आणि इतर कोणताही आहार किंवा रस घेऊ नये.

उपवास ही अर्थातच प्राचीन चिकित्सा आहे आणि निसर्गाच्या बऱ्याच प्रणालीमध्ये प्रसिद्ध आहे. मुत्र चिकित्सेवरील "द वॉटर ऑफ लाइफ" ह्या पुस्तकाचे लेखक जे. डब्ल्यू. आर्मस्ट्राँग स्वतः मुत्र चिकित्सा करतात आणि त्यांनी 45 दिवस विना आहार उपवास केला आणि स्वतःला आजारांपासून मुक्त केले. त्यांनी केलेल्या शिफारशीनुसार त्यांच्या रुग्णांनी देखील ३० ते ६० दिवसांचा दीर्घ उपवास केला आणि त्यांच्या समस्यांपासून स्वतःची सुटका करून घेतली.

मी "मुत्र चिकित्सा" प्रारंभ करण्याची शिफारस करतो जी घरच्या घरी हलका आहार व रस घेण्यासोबर मुत्र आणि पाणी पिऊन सोप्या पद्धतीने करता येते. ही सोपी पद्धत सर्वजण अगदी जन्मापासून सेरेब्रल पाल्सीने त्रस्त असलेल्या लहान मुले देखील करू शकतात आणि याचे पालन करू शकतात.

दीर्घ कालावधीसाठी "मुत्र उपवास" केल्याने व्यक्तीला चांगले परिणाम मिळतात आणि रोगांचे मूळ कारणच नष्ट होते आणि समस्या पुन्हा-पुन्हा उद्भवत नाही.

जे लोक दीर्घकाळ उपवास करू शकत नाहीत ते पुढील सोप्या पद्धतीने उपवास करू शकतात:- अ) ते ५ दिवस मुत्र आणि पाणी पिऊन उपवास

करू शकतात. ५ दिवसानंतर ते १० दिवसांसाठी हलका आहार व रस घेऊन सोबतच मुत्र व पाणी पिऊ शकतात.

ब) ते २ दिवसांसाठी मुत्र आणि पाणी पिऊन उपवास करू शकतात. आणि २ दिवसानंतर ते ५ दिवसांसाठी हलका आहार व रस घेऊन सोबतच मुत्र व पाणी पिऊ शकतात.

क) ते १ दिवसासाठी मुत्र आणि पाणी पिऊन उपवास करू शकतात. आणि १ दिवसानंतर ते २ दिवसांसाठी हलका आहार व रस घेऊन सोबतच मुत्र व पाणी पिऊ शकतात.

त्यांनी उपचाराच्या प्रक्रीयेदरम्यान मुत्र उपवास सुरु ठेवला पाहिजे. उपवास करताना त्यांनी कोणतेही औषध किंवा गोळी घेऊ नये. उपवाससोबतच मुत्र-रगडणे (मसाज) आणि मुत्र पॅक करणे देखील आवश्यक आहे.

व्यक्तीने स्वतःचे ताजे “स्वयं मुत्र” प्यायला पाहिजे असा सल्ला दिला जातो.

काही विशिष्ट परिस्थितीत ते इतर कोणत्याही निरोगी व्यक्तीचे मुत्र पिऊ शकतात.

माझा वैयक्तिक अनुभव

१९९० साली मला ऑस्टिओआर्थरायटीस व हाडांच्या गंभीर कमजोरीसाठी हॉस्पिटलमध्ये दाखल करण्यात आले होते. माझ्या डाव्या पायाला गजकर्ण झाला होता ज्याच्या उपचारासाठी मी बऱ्याच काळापासून "स्टेरॉइड्स" ची गोळी घेत होतो. ह्या गोळीचा दुष्परिणाम व गोळी थांबवल्याच्या परिणामस्वरूपी मला हे आजार झाले होते. हॉस्पिटलमध्ये तीन आठवडे राहूनही मला बरे वाटत नव्हते आणि चालण्यास व उभे राहण्यास त्रास जाणवत होता.

माझ्या एका हितचिंतकाने मला "मुत्र चिकित्सा" करून पाहण्याचा सल्ला दिला आणि या विषयावरील काही पुस्तके देखील सुचवली: -

१) जीवनाचे जल:- आर्मस्ट्रॉग द्वारे लिखित

२) मुत्र चिकित्सेचे चमत्कार:- डॉ. सी.पी. मीथल, एम.डी. द्वारे लिखित

मी वरील पुस्तके वाचली आणि मुत्र चिकित्सेला सुरवात केली. मी दिवसातून दोनदा माझ्या शरीराला मुत्राने मालिश करायचो आणि माझे स्वतःचे मुत्र देखील प्यायचो. मला हळू-हळू याचे फायदे मिळू लागले, माझी शक्ती परत मिळवली आणि ३० दिवसाच्या कालावधीत पूर्णपणे बरा झालो व गजकर्णापासून देखील मला पूर्ण आराम मिळाला.

माझ्या बायकोचे नाव द्रौपती भूरानी आहे, तिला मधुमेहाचा त्रास व मज्जातंतूची समस्या होती. मज्जातंतूंच्या गंभीर समस्येमुळे कधी-कधी टी इतकी अशक्त व्हायची की अंथरुणातून उठू देखील शकत नसे. अश्या

वेळेस तिला बोटांमध्ये सुन्नपणा आणि अशक्तपणा जाणवत असे आणि ती हातात पेन किंवा चमचा पकडू शकत नसे.

तिच्या मुत्राने तिच्या शरीराला एक तास मालिश केल्यानंतर तिला शरीरात उर्जा जाणवत असे आणि ती स्वतः पलंगावरून उठत असे व हातात पेन धरून कागदावर

लिहित असे. ती स्वस्थ आणि निरोगी राहण्यासाठी दररोज स्वतःचे मुत्र पीत असे. तिने ह्या उपचारांचा मार्ग अवलंबला होता आणि इतरांशी ती ह्या विषयावर दिलखुलासपणे चर्चा करत असे. तिने मला "मुत्र चिकित्से" मध्ये रस घेण्याची प्रेरणा दिली.

मी माझ्या पत्नीसहीत "मुत्र चिकित्से" वरील सर्वात पहिल्या अखिल भारतीय परिषदेत सहभागी झालो होतो, जी १९९३ साली गोव्यामध्ये झाली होती. त्यानंतर १९९३ पासून मी दीर्घ आजारांनी ग्रासलेल्या व्यक्तींना सल्ला देतो व त्यांची मोफत समाजसेवा करतो.

मी जुलै, २००६ मध्ये "मुत्र चिकित्सेचे फायदे" यावर माझा सर्वात पहिला दोन पानी लेख लिहिला व जे लोक दीर्घ आजारांनी त्रस्त आहेत अश्या लोकांना त्या लेखाच्या प्रति वाटल्या. मी त्यांना योग्य विधी, तंत्र, उपचार पद्धती आणि आवश्यक आहार समजावून सांगायचो. ज्यांनी माझा लेख वाचला आणि ह्या प्रक्रियेच्या योग्य विधीचा मार्ग स्वीकारला, त्यांना मुत्र चिकित्सेमुळे भरपूर फायदे मिळाले आहेत.

चेन्नई येथील श्री अंगला परमेश्वरी मातेने माझ्यावर कृपेचा वर्षाव केला आहे आणि देवाने मला त्याच्या दैवीशक्तीने मार्ग दाखवला आहे जेणेकरून मी मुत्रचिकित्सेच्या लाभांचे योग्य ज्ञान मिळवू शकतो.

व्यावहारिक अनुभव आणि प्रबळ कुतूहल यांच्या सहाय्याने, लहानांपासून-थोरांपर्यंत सर्वजण करू शकतील अश्या मुत्र चिकित्सेचा जास्तीत जास्त

लाभ मिळवण्यासाठी मी अध्ययन केले, परीक्षण केले आणि संशोधन केले. जे लोक मुत्र चिकित्सा स्वच्छेने आणि मनमोकळेपणाने स्वीकारतात व अवलंबतात, ते लोक हे दैवी ज्ञान प्राप्त करू शकतात आणि व्यावहारिक अनुभवाने ते स्वतःचेच डॉक्टर बनू शकतात.

मी "काही रुग्णांची केस हिस्टरी" सादर केलेली आहे जे वेगवेगळ्या आजारांमुळे त्रस्त होते आणि डॉक्टरांनी त्यांच्या जगण्याची आशा सोडली होती व त्यांच्यावर उपचार करू शकत नव्हते. येथे संदर्भ दिलेल्या सर्व रुग्णांना बराच फायदा झाला आहे आणि त्यांच्या वेदना व त्रासापासून त्यांची मुक्तता झाली आहे.

मुत्र हे शरीरातील टाकाऊ पदार्थ गाळण्याच्या प्रक्रियेचे उप-उत्पादन नाही तर रक्त किंवा रक्ताचा द्रव भाग गाळण्याच्या प्रक्रियेचे उप-उत्पादन आहे. मुत्र चिकित्सा हा सर्वात जास्त प्रभावी नैसर्गिक उपचार आहे ज्याचे कोणतेही दुष्परिणाम नाहीत. हा पोषण आणि उपचार शक्तीचा मौल्यवान स्त्रोत आहे. स्वतःचे मुत्र रोज पिणे हे "दीर्घायुष्य व निरोगी आरोग्याचे रहस्य" आहे, आरोग्यासाठी अतिशय मौल्यवान आणि लाभदायक आहे, जे अनेक प्रकारचे आजार बरे करू शकते.

स्वतःच्या मुत्रामध्ये (स्वयं मुत्र) विविध नैसर्गिक प्रथिने असतात. साफ आणि पांढऱ्या रंगाच्या मुत्रास (पाण्यासारखे) कोणताही वास नसतो आणि योग्य व निरोगी आहार घेऊन हे मुत्र आपल्या शरीरातून आपण प्राप्त करू शकतो. लोक काय खातात आणि पितात यावर मूत्राचा रंग आणि चव अवलंबून असते.

कोणत्याही प्रकारचा वास नसलेले, पांढऱ्या रंगाचे (पाण्यासारखे रंगहीन) मुत्र कसे गोळा करायचे हे लोकांना माहित नसते पण ह्या मुत्राचे सेवन लहान मुलांपासून सर्वजण आरामात करू शकतात. दीर्घ कालावधीसाठी मुत्र चिकित्सा सुरु ठेवण्यासाठी आणि कोणत्याही समस्येशिवाय योग्य

लाभ प्राप्त करण्यासाठी मुत्र चिकित्सेसोबत कोणता योग्य आहार व फळांचा रस घेतला पाहिजे हे देखील त्यांना माहित नसते. परंतु आता हे पुस्तक वाचून यातील सूचनांचे अनुसरण करता येऊ शकते.

जुनाट आजारांनी त्रासलेल्या लोकांनी "मुत्र चिकित्से"चा मार्ग स्वीकारल्यानंतर ते नियमितपणे वैद्यकीय चाचणी करून घेऊ शकतात.

ते डॉक्टरांच्या निरीक्षणाखाली राहू शकतात, जे त्यांच्या आरोग्यामधील क्रमाक्रमाने होणाऱ्या सुधारणांचे निरीक्षण करतील.

डब्ल्यू.एच.ओ. ने आणि सरकारने "मुत्र चिकित्से" ला मान्यता दिली पाहिजे.

भले ही मी डॉक्टर नसेन आणि माझ्याकडे कोणतेही वैद्यकीय प्रमाणपत्र नसेल, कोणताही व्यावहारिक अनुभव नसेल, पण मी वैद्यकीय शास्त्रानुसार जे आजार बरे केले जाऊ शकत नाहीत अश्या जुनाट आजारांनी त्रस्त असलेल्या रुग्णांवर उपचार केले आहेत आणि त्यांना बरे केले आहे. मी, स्तनांचा कर्करोग, फुफ्फुसे आणि हाडांचा कर्करोग, पोटाचा कर्करोग, गर्भाशयाचा कर्करोग, सीएमएल ल्युकेमिया (कर्करोग), पोटाचा/यकृताचा कर्करोग, तोंडाचा/गालांचा कर्करोग, ओठांचा कर्करोग अश्या आजारांनी त्रस्त असलेल्या रुग्णांवर उपचार केले आहेत व त्यांना बरे केले आहे. मी, एचआयव्ही, पित्ताशयातील खडे, सेरेब्रल पाल्सी, मस्क्युलर डायस्ट्रोफी, नेफ्रेटिक सिंड्रोम सारख्या अनेक जुनाट रोगांच्या रुग्णांवर उपचार केले आहेत.

माझ्याकडे, ज्या "रुग्णांनी मुत्र चिकित्सेचा लाभ घेतला आणि फायदा मिळवला आहे" अश्या सर्व रुग्णांचे वैद्यकीय निदान चाचणीचे अहवाल आहेत. काही रुग्णांनी त्यांचा लेखी विधाने दिलेली आहेत तर काहींनी उपचार करण्यापूर्वी व केल्यानंतर त्यांची रेकॉर्ड केलेली विधाने दिलेली आहेत. मुत्र चिकित्सा ही एक उत्तम उपचार पद्धती आहे जी अधिक प्रभावी आणि शक्तिशाली नैसर्गिक उपचार आहे.

जर रुग्ण बरा होत असेल तर डॉक्टर, वैज्ञानिक आणि संशोधन विभागाने नैसर्गिक उपचार पद्धतीमध्ये कोणत्याही प्रकारची बाधा आणू नये. ज्या रुग्णाने कोणत्याही शस्त्रक्रियेशिवाय लक्षणीय फायदा मिळवला आहे अश्या रुग्णांचे मानसिक आणि शारीरिक आरोग्यामधील सुधारणांचे

निरीक्षण करून योग्य सर्वेक्षण आयोजित केले पाहिजे. ते त्यांचे विविध निदान आणि वैद्यकीय परीक्षण रिपोर्ट देखील तपासू शकतात. डॉक्टर आणि वैज्ञानिकांनी, लोकांना ह्या उपचाराचा अवलंब करण्यास प्रोत्साहन देण्यासाठी आणि शिफारस करण्यासाठी नैतिक समर्थन प्रदान केले पाहिजे.

डॉक्टर आणि वैज्ञानिकांनी ह्या गोष्टीवर विश्वास ठेवला पाहिजे की "मुत्रामध्ये दैवी नैसर्गिक उपचार शक्ती आहे" आणि विविध प्रकारच्या रोगांना बरे करणारा केवळ एकच नैसर्गिक उपाय आहे. माझा दावा सत्य आहे यासाठी ते संशोधन करू शकतात आणि वैज्ञानिक पुरावे मिळवू शकतात.

डब्ल्यू.एच.ओ आणि सरकारने "मुत्र चिकित्सेला" मान्यता दिली पाहिजे. त्यांना चांगलेच माहित आहेत की काही फार्मास्युटिकल कंपन्यांनी मानवी मुत्रापासून तयार केलेल्या औषधांच्या व इंजेक्शनच्या विक्रीतून कोट्यावधी रुपयांची कमाई केलेली आहे.

सरकारी संस्था, वैज्ञानिक, डॉक्टर, मिडिया आणि खाजगी संस्थांनी "मुत्र चिकित्से" बाबत जागृती केली पाहिजे आणि मुत्र चिकित्सेचा लाभ प्राप्त करण्यासाठी योग्य विधी, तंत्र, उपचार पद्धत आणि आवश्यक आहार याची माहिती लोकांना दिली पाहिजे.

ही जागरूकता जगाच्या प्रत्येक कोपऱ्यात पोहचली पाहिजे.

सरकारने "मुत्र चिकित्सेचा" प्रचार केला पाहिजे ही अतिशय शक्तिशाली नैसर्गिक उपचार पद्धत आहे आणि लाखो लोकांचे प्राण ह्या उपचारामुळे वाचू शकतात.

मुत्र चिकित्सेच्या सहाय्याने कर्करोग बरा करा

उपचार पद्धत आणि विधी

"मुत्र चिकित्सेची" योग्य विधी आहे:-

मुत्र पिणे.

संपूर्ण शरीराला मुत्राने मालिश करणे.

शरीराच्या प्रभावित भागावर मुत्राच्या ओल्या पट्ट्या ठेवणे.

पाणी, रस पिणे आणि संतुलित हलका आहार घेणे.

जुनाट आजारांनी त्रस्त असलेल्या रुग्णाला जास्तीत जास्त फायदे मिळावा या साठी, मुत्र पिणे, शरीरास मुत्राने मालिश करणे आणि मुत्राच्या पट्ट्या ठेवणे या सोबत संतुलित आणि हलका आहार घेणे देखील महत्त्वपूर्ण आणि आवश्यक आहे.

लोकांनी सकारात्मक दृष्टीकोन ठेवला पाहिजे आणि नैसर्गिक उपचारांवर पूर्णपणे विश्वास ठेवला पाहिजे ज्यामुळे त्यांचे प्राण वाचू शकतात आणि सर्व प्रकारच्या वेदना आणि त्रासापासून त्यांची मुक्ती होईल. ह्या उपचारामध्ये व्यक्तीच्या विश्वास, इच्छा, प्रयत्न, आहार आणि उपचारांचा विधी यानुसार त्याला फायदे मिळतील. जे लोक ही उपचार पद्धत स्वच्छेने आणि मनमोकळेपणाने स्वीकारतात त्यांना १० दिवसांच्या कालावधीतच दिवसेंदिवस आरोग्यामध्ये सुधारणा झालेली आढळून येईल.

मूत्राचा रंग आणि चव व्यक्ती काय खाते-पिते त्यावर अवलंबून असतात. जी व्यक्ती दर तासाला जास्त पाणी आणि रस पिते त्या व्यक्तीला जास्त लघवी होईल, त्याचे शरीर आतून स्वच्छ होईल आणि त्याच्या मूत्राचा रंग पांढरा (पाण्यासारखा रंगहीन होईल). त्याचप्रमाणे जी

व्यक्ती संतुलित आहार घेते आणि आहारात तेल, मीठ, मसाले आणि मिरच्या घेत नाही त्याच्या मूत्रास कोणताही वास येणार नाही.

जे लोक आपल्या दैनंदिन कार्यात आणि इतर कामांमध्ये व्यस्त आहेत, ज्यांना उपचाराचा पूर्ण विधी करण्यासाठी वेळ काढता येत नाही पण निरोगी राहायचे आहे, ते लोक खालील पद्धतीने मुत्राचे सेवन करू शकतात आणि निरोगी राहू शकतात. रात्री हलका आहार घेतल्यानंतर झोपण्यापूर्वी ३ ग्लास (७५० मिली) गरम पाणी प्या. मध्य रात्री किंवा पहाटे त्यांना हलक्या पिवळ्या रंगाची किंवा पांढरी रंगहीन लघवी होईल ज्याचे त्यांनी सेवन केले पाहिजे. त्यानंतर ते त्यांच्या सोयीनुसार २-३ वेळा मुत्र आणि पाणी पिऊ शकतात. अश्या प्रकारे ते सकाळच्या नाश्त्यापूर्वी एक-दीड लिटर मुत्राचे सेवन सहजपणे करू शकतात. ही पद्धत आपल्या सोयीनुसार दिवसातून कधीही करू शकतात आणि स्वतःला निरोगी आणि स्वस्थ ठेवू शकतात.

मूत्राची मालिश आणि मुत्राच्या ओल्या पट्ट्या

ज्या लोकांना मुत्र चिकित्सा पद्धतीचा अवलंब करायचा आहे पण मुत्र पिण्याच्या बाबतीत संकोच वाटतो किंवा मुत्र पिण्यास त्यांचे मन तयार होत नाही, तर त्यांनी सुरवातीला शरीरास मुत्राने मालिश करण्यास सुरवात करावी. मालिश केल्यानंतर त्यांना मिळणारे लाभ लक्षात येतील आणि त्यानंतर त्यांच्या मनाची तयारी होईल आणि ते मुत्र पिण्यास सुरु करू शकतील.

त्वचेवर मुत्र-रगडणे/मालिश करणे हे इतर सर्व प्रकारच्या घर्षणापेक्षा श्रेष्ठ आहे आणि हे मुत्र चिकित्सेचा अत्यावश्यक भाग आहे जो मुत्र-उपवास चालू असलेल्या कालावधी दरम्यान रुग्णाला पोषकद्रव्ये मिळवून देण्यात मदत करतो.

जी व्यक्ती पाणी, रस पिते आणि केवळ संतुलित हलका आहार सेवन करते, तिच्या मूत्राचा रंग पांढरा असतो व त्याला कोणताही वास येत नाही. पांढऱ्या रंगाचे मुत्र संकोच न करता पिऊ शकता कारण याची चव शुद्ध पाण्यासारखी असते व यामध्ये बहुमूल्य प्रथिने आणि जीवनसत्वे असतात जी निरोगी आयुष्यासाठी आवश्यक असतात.

एखादी व्यक्ती केवळ मुत्र पिऊन किंवा शरीरास केवळ मुत्राने मालिश करून किंवा मुत्राच्या ओल्या पट्ट्या ठेवून देखील हळुवार सुधारणा मिळवू शकते.

केवळ मुत्र प्यायल्याने व्यक्तीचे शरीर अंतर्गत रित्या शुद्ध होते, शरीराचा कायाकल्प होतो आणि व्यक्तीस संपूर्ण शरीरभर उर्जा संचारत असल्याचा अनुभव येतो. यामुळे मेंदू, हृद्‌य, फुफ्फुसे, स्वादुपिंड आणि यकृत यासारख्या शरीराच्या महत्वाच्या अवयवांची प्रतिकार शक्ती जर

एखाद्या आजारामुळे कमी झालेली असेल तर ती पुन्हा प्राप्त होते आणि वाढते.

मुत्र पिणे हे सर्वोत्तम टॉनिक आहे, जो मनुष्य ह्या प्रयोग करून पाहण्याचे कष्ट घेतो आणि सर्वात पहिले मुत्र पितो त्याला खात्री पटेल आणि तो समाधानी असेल. जे लोक दिवसभरात कोणत्याही वेळेस जवळपास (पांढऱ्या किंवा हलक्या पिवळ्या रंगाच्या) एक लिटर मुत्राचे सेवन करतात आणि दिवसातून एकदा मुत्राने मालिश करतात त्यांना वेदना, त्रास यापासून खूप आराम मिळेल आणि हळूहळू त्यांना त्यांच्या आजारावर नियंत्रण मिळवता येईल आणि आजार बरे करता येतील. ते असंख्य गोळ्या घेणे टाळू शकतात आणि स्वतःला निरोगी ठेवू शकतात.

मालिश करणे

केवळ मुत्राने मालिश करून व्यक्ती सर्व प्रकारच्या त्वचा रोगांना बरे करू शकते. त्वचा निर्मळ दिसते आणि सर्व अनैसर्गिक काळे आणि पांढरे डाग नाहीशे होतात. यामुळे तुमच्या त्वचेला कायमस्वरूपी नैसर्गिक चमक प्राप्त होईल जी कोणत्याही “स्पा किंवा ब्युटी पार्लर” मध्ये मिळू शकत नाही.

शरीराला मुत्राने मालिश करून आणि मुत्र लावल्याने बहुतांश गुंतागुंतीचे आजार बरे होतात आणि त्वचा निर्मळ आणि मऊ बनते. शरीराच्या भागांना येणारा कंप किंवा सुन्नपणा व अर्धांगवायूच्या बाबतीत मुत्राने मालिश करणे अतिशय प्रभावी आहे आणि घट्ट झालेले सांधे मोकळे, लवचिक बनतात आणि आरामात हलू शकतात.

ताप आला असल्यास शरीरावर मुत्राचे लेपन केल्याने शरीराचे तापमान बऱ्याच प्रमाणात खाली आणता येते. कापले असता, जखम झाली किंवा भाजले असता, बरे करण्यासाठी मुत्र हे सर्वोत्तम ऍंटीसेप्टिक आहे आणि हे एखाद्या चमत्काराप्रमाणे काम करते.

केवळ मुत्राच्या ओल्या पट्ट्या ठेवून व्यक्तीला बऱ्याच समस्यांपासून मुक्ती मिळू शकते. हे गँग्रीन, दीर्घकाळाचे व्रण आणि जखम देखील बरे करू शकते जे इतर औषधे करू शकत नाही. यामुळे केसांचे गळणे थांबू शकते आणि केस मजबूत व लांब होतात. टक्कल पडलेल्या काही लोकांना त्यांच्या डोक्यावर पुन्हा केस उगवलेले पाहून आश्चर्य नक्की वाटेल.

दातांच्या व तोंडाच्या इतर समस्यांमध्ये देखील मुत्र प्रभावी आहे. दातांमध्ये थोड्या वेदना होत असतील, तोंडात थोडा वेळ मुत्र ठेवावे आणि काही मिनिटांनी तोंड स्वच्छ धुवावे, हीच कृती सकाळी व संध्याकाळी सहा वेळा करावी.

माता त्यांचे पांढऱ्या रंगाचे (पाण्यासारखे रंगहीन) मुत्र शरीरातून बाहेर पडल्यावर लगेचच जमा करून त्यांच्या मुलांना प्यायला देऊ शकतात, पण यासाठी त्यांनी जास्त पाणी प्यायले पाहिजे आणि केवळ हलका व संतुलित आहार घेतला पाहिजे. ही पद्धत वापरून, सेरेब्रल पाल्सी आणि मानसिक विकार सारख्या जन्मजात आजारांनी त्रस्त मुलांना मुत्र दिले जाऊ शकते.

ज्या लोकांना संधिवात आहे आणि गुडघ्याच्या त्रासामुळे चालणे व जिने चढणे यासारख्या कामात अडचण होत असेल त्यांनी गुडघ्यावर मुत्र लावावे आणि ते सुके पर्यंत हलक्या हाताने चोळावे. पुन्हा अश्याच तऱ्हेने ३ वेळा मुत्र लावावे आणि सुकू द्यावे. ते गुडघ्यावर मुत्राच्या ओल्या पट्ट्या देखील ठेवू शकतात, ही पद्धत जास्त प्रभावी आहे. असे दिवसातून ३-४ वेळा करावे. १० ते १५ दिवसांच्या कालावधीतच त्यांना तीव्र वेदनांपासून आराम मिळेल, आखडलेले सांधे सैल होतील आणि हळू लागतील, व्यक्ती चालू शकतील आणि जिने देखील चढू शकतील.

या उपचारासह चालणे, व्यायाम, योगा आणि फ़िजिओथेरपी मुळे रोग प्रतिकार शक्ती वाढेल आणि दीर्घ आजाराने त्रस्त असलेल्या रुग्णांची प्रतिकार शक्ती वाढून ते लवकर ठीक होतील.

सेरेब्रल पाल्सी किंवा जन्मापासून असलेल्या इतर आजारांनी ग्रासलेल्या लहान मुलांच्या बाबतीत देखील ही उपचार पद्धत अवलंबली जाऊ शकते.

निरोगी व्यक्ती देखील मुत्र चिकित्सेचा मार्ग स्वीकारू शकतात.
त्यांची रोग प्रतिकार शक्ती वाढेल
त्यांच्या शरीरात जास्त उर्जा जाणवेल.

पिण्याची, मालिश करण्याची आणि ओल्या पट्ट्या ठेवण्याची विधी

एक ग्लास पाण्यात तीन कडुलिंबाची पाने टाकून रात्रभर ठेवा आणि सकाळी ते पाणी प्या. तुम्हाला बरे करण्यासाठी आणि निरोगी ठेवण्यासाठी देवाची प्रार्थना करा.

सकाळी: १ लिटर गरम/कोमट पाणी प्या (४ ग्लास x २५० मिली).

दर तासाला मुत्र किंवा पाणी प्या.

सकाळपासून संध्याकाळपर्यंत २.५ लिटर (किंवा त्याहून अधिक) म्हणजे जवळपास १० ग्लास मुत्राचे सेवन करा.

दिवसातून ३ वेळा डोळ्यात, कानात आणि नाकात ताज्या मुत्राचे थेंब टाका.

टीप:- पांढऱ्या रंगाचे (पाण्यासारखे रंगहीन) किंवा अगदी हलक्या पिवळ्या रंगाचे मुत्र प्या. एका वेळेस २५० मिली मुत्र प्या आणि उरलेले बाटलीमध्ये जमा करून शरीराला मालिश करण्यासाठी किंवा मुत्राच्या ओल्या पट्ट्या ठेवण्यासाठी साठवा.

मालिश करणे

खालील प्रमाणे शरीराला (डोक्यापासून पायाच्या अंगठ्यापर्यंत) मुत्राने मालिश करा:-

संपूर्ण शरीराला मुत्र लावा आणि ते सुकेपर्यंत हळुवारपणे चोळत रहा.

याच प्रकारे पुन्हा ३ वेळा मुत्र लावा, सुकेपर्यंत चोळत रहा.

३ वेळा मुत्र लावून, सुकेपर्यंत योग्य रीतीने मालिश करण्यासाठी जवळपास एक तास लागेल.

दिवसातून २-४ वेळा वरीलप्रमाणे संपूर्ण शरीराला मालिश करा.

मालिश करण्यासाठी २४ तास ठेवलेली, एक दिवस आधीची लघवी देखील चालू शकते कारण यास कोणताही वास येत नाही. काही लोक एक-दोन आठवडे ठेवलेळे जुने मुत्र देखील वापरतात, हे सुद्धा लाभदायक आहे पण याला वास येतो.

मुत्राच्या ओल्या पट्ट्या

मालिश केल्यानंतर पोटावर आणि शरीराच्या इतर प्रभावित भागांवर २ तास मुत्राच्या ओल्या पट्ट्या ठेवा, असे दिवसातून दोनदा करा.

रात्री पुन्हा मुत्राच्या ओल्या पट्ट्या ठेवा आणि सकाळी काढून टाका.

मुत्राच्या ओल्या पट्ट्यांसाठी:- सुती कपडा घ्या आणि तो लघवीमध्ये भिजवा. मुत्राने भिजलेला कपडा पोटाभोवती आणि इतर प्रभावित भागाभोवती ३ वेळा गुंडाळा.

ह्या "मुत्राच्या ओल्या कपड्यावर" प्लास्टिकचा कागद गुंडाळा,

प्लास्टिकच्या कागदावर अजून एक सुती कापड गुंडाळा.

मुत्राच्या पट्ट्या काढून टाकल्यावर, आवश्यक असेल तर गरम पाण्याने आंघोळ करा.

लोक, मुत्र पिऊन, संपूर्ण शरीराला मुत्राने मालिश करून आणि पोटावर व शरीराच्या प्रभावित भागांवर मुत्राच्या ओल्या पट्ट्या ठेवून ह्या उपचाराची सुरवात करू शकतात. दर तासाला मुत्र, पाणी आणि रस प्या आणि तसेच यासोबत हलका संतुलित आहार घ्या. ही सर्वात सुरक्षित पद्धत

आहे म्हणून आजारावर नियंत्रण मिळवण्यासाठी व तो बरा करण्यासाठी हा उपचार दीर्घ काळासाठी सुरु ठेवू शकता.

खाली दिल्याप्रमाणे हलका व संतुलित आहार घ्यावा:-

सकाळचा नाश्ता:- पांढऱ्या ओट्सची लापशी, ६ अक्रोड आणि १० बदाम सह

सकाळी थोडे उशिरा:- पपई, लहान केळे

दुपारचे जेवण:- ब्राऊन तुकडा तांदूळ (मट्टा) कविा बाजरी तांदूळ/लापशी सोबत दही कविा उकडलेल्या भाज्या

संध्याकाळी:- ब्राऊन ब्रेड, सलाड कविा सफरचंद

रात्रीचे जेग्न:- मोड आलेले आणा उिकडलेले मुग कविा मुगाचे सूप

आणा उिकडलेल्या भाज्या कविा सलाड

याचा समावेश करू शकता:- गूळ, मध, खजूर, आलं, लसूण आणि लिंबू

उकडलेल्या भाज्या:- गाजर, कोबी, कडधान्ये आणि बेबी कॉर्न (कोवळा मका)

सलाड:- टोमॅटो, काकडी आणि किसले

ला गाजर

सूप:- भाज्यांचे सूप

फळे:- सफरचंद, लहान केळे, पपई, ग्रीन पेअर, स्ट्रॉबेरी

आंघोळ करताना तुम्ही मुलतानी माती, कोमट पाण्यात कडुलिंबाची पाने, थोडेसे खोबरेल तेल मिक्स करून वापरू शकता.

हे वापरू नका:- साबण, तेल. खोबरे, रिफाइंड साखर, मीठ आणि मिरची.

२ चमचे मध, १ चमचा लिंबूरस, १ चमचा आल्याचा रस, अर्धा चमचा हळद कोमट पाण्यात मिसळून,हा रस रोज सकाळी प्यावा. (आले आणि हळदीचे तुकडे २४ तास पाण्यात भिजवावेत, ते कापून, मिक्सरला लावून त्याचा रस काढावा).

सर्दी, खोकला आणि ताप असेल तर हा रस सकाळी आणि संध्याकाळी घेऊ शकता.

खालीलपैकी कोणताही एक रस दर २ तासांनी घ्या, म्हणजे दिवसातून ६ ग्लास रस प्या.

गाजर	सफरचंद	मोसंबी
टोमॅटो	लिंबाचा रस	ताक
डाळींब	नारळाच पाणी	सोयाबीनचे दूध
गव्हांकुर	कारले बिना सायीचे	गायीचे/बकरीचे दूध
बार्लीचे पाणी		

प्रत्येक तीन दिवसांनी, “मुत्र उपवास” करून म्हणजे केवळ मुत्र आणि पाणी पिऊन चांगले परिणाम मिळवता येतात. २ दिवस हलका आहार आणि रस घेऊन तिसऱ्या दिवशी, मुत्र उपवास करता येतो. तसेच आठवड्यातून २ दिवस मुत्र उपवास करता येतो.

सकाळच्या मूत्राचा सुरवातीचा व शेवटचा भाग घेऊ नये आणि केवळ मधील भागच सेवन करावा.

३ महिन्यांनी खालील आहाराचा समावेश करू शकता:-

चपाती (रोटी):- सध्या पिठामध्ये कॉलेस्ट्रोल मॅनेजमेंट पीठ मिसळून.

मुगाचा डोसा किंवा इडली (मोड आलेले मुग वाटून पेस्ट बनवावी)

थोड्याशा प्रमाणात गायीचे शुद्ध तूप (एका दिवसात जास्तीत जास्त एक चमचा)

थोड्याशा प्रमाणात कॉलेस्ट्रोल फ्री बटर (एका दिवसात जास्तीत जास्त १० ग्रॅम)

भाज्या:- पालक, मेथी, दुधीभोपळा, दोडका, कारला, कोबी, फ्लॉवर, तुरीची दाल, मुग, उडीद आणि कांदा. सैंधव मीठ, काळी मिरी आणि जिरे, अळशी थोड्याप्रमाणात घेता येते.

कर्करोगाच्या रुग्णांना दर दिवशी कमीत कमी २ ग्लास (१/२ किलो) गाजराचा रस आणि २ ग्लास टोमॅटोचा रस प्यावा असा सल्ला देण्यात येतो. एक ग्लास गाजराचा रस बनवण्यासाठी पाव किलो गाजर घ्या, त्याची वरची साल काढून, किसून त्याची मिक्सर मध्ये पेस्ट बनवा आणि त्यात थोडे पाणी घाला. ते गव्हांकुराचा, डाळिंबाचा रस देखील घेऊ शकता.

कर्करोगाच्या रुग्णांनी साखर खाणे टाळावे. ते एक कप गरम पाण्यात एका लिंबाचा रस व थोडेसे मध मिसळून दररोज पिऊ शकतात. मध घातलेले गरम लिंबू पाणी पिल्याने कर्करोगाच्या ट्युमरची वाढ नियंत्रित करता येते. गरम पाण्यामधील लिंबाचा कडूपणा कर्करोगाच्या पेशींना मारण्याचा उत्तम पदार्थ आहे.

केमोथेरपी घेत असलेल्या कर्करोगाचे रुग्ण, वरील प्रक्रिया करत असलेल्या इतर कोणत्याही निरोगी व्यक्तीचे मुत्र पिऊ शकतात. असे केल्याने केमोथेरपीमुळे होणाऱ्या दुष्परिणामांचा त्यांच्यावर कोणताही प्रभाव पडणार नाही.

वरील पद्धतीने मुत्र चिकित्सा करणाऱ्या व्यक्तींनी जीवनसत्वे, एन्टीबायोटीक, जास्त पॉवरच्या गोळ्या आणि इंजेक्शन घेऊ नयेत. परंतु,

जर त्यांना आवश्यकता वाटली किंवा टाळता येण्यासारखे नसेल तर रुग्ण मधुमेह, रक्तदाब, हृदय आणि इतर समस्यांसाठी कमी पॉवरच्या गोळ्या घेऊ शकतात. त्यांच्या आरोग्यात सुधारणा दिसू लागली की त्यांनी ह्या गोळ्या हळूहळू कमी केल्या पाहिजेत.

मधुमेह आणि उच्च रक्तदाब असणाऱ्या रुग्णांनी देखील मुत्र चिकित्सेसोबतच डॉक्टरांनी लिहून दिल्याप्रमाणे औषधे/इंजेक्शन घेण्यास हरकत नाही. जेव्हा त्यांना सुधारणा आढळेल तेव्हा त्यांनी औषधे/इंजेक्शन्स हळूहळू कमी केली पाहिजेत.

ज्या मधुमेहाच्या रुग्णांना सूज आली आहे किंवा कोणतीही जखम झाली आहे त्यांनी त्या भागावर मुत्राच्या ओल्या पट्ट्या ठेवाव्यात.

जेव्हा आवश्यक असेल तेव्हा लोक वैद्यकीय उपचार घेऊ शकतात.

जे लोक दीर्घ कालीन आजारांनी त्रस्त आहेत आणि वैद्यकीय उपचार घेण्याची गरज आहे, ते डॉक्टरच्या सल्ल्यानुसार वैद्यकीय उपचार घेऊ शकतात आणि त्याच वेळेस मुत्र चिकित्सेचा मार्ग देखील स्वीकारू शकतात. जेव्हा त्यांना काही सुधारणा आढळेल तेव्हा ते हळूहळू लिहून दिलेली औषधे कमी करू शकतात.

कर्करोग शस्त्रक्रिया आणि केमोथेरपी शिवाय नियंत्रित करता येतो व बरा करता येतो

जगभरात कोट्यावधी लोक सर्वात जीवघेण्या आजारामुळे त्रस्त आहेत. भारतात दरवर्षी सुमारे ७,००,००० (सात लाख) कर्करोगाच्या रुग्णांची आणि ४०,००० हून अधिक कर्करोग झालेली लहान मुलांची नोंद होते. दुर्दैवाने कर्करोगाच्या रुग्णांची संख्या दरवर्षी वाढतच जात आहे. हा रोगामुळे सर्वात जास्त मृत्यू होतात असे आढळून आले आहे.

एकदा निदान झाल्यानंतर, रुग्णाला गंभीर रोगामुळे होणारी मानसिक पीडा तर सहन करावी लागतेच पण त्यांना किचकट आणि महागड्या उपचारांच्या संकटाला देखील तोंड द्यावे लागते. कर्करोगाचे निदान, आवश्यक तपासण्या आणि उपचार यांचा खर्च लाखांमध्ये जाऊ शकतो. कर्करोग हा काहीही चाहूल न देता येणारा रोग आहे आणि बऱ्याच लोकांना याबाबत माहिती नसल्याने ते स्वतःचे रक्षण करू शकत नाहीत, परिणामी प्रकृती ढासळते आणि आयुष्यमान कमी होते.

सांकेतिक पद्धतीने, कर्करोगाच्या उपचारासाठी शस्त्रक्रिया, रेडिएशन थेरपी आणि केमोथेरपी हे उपाय वापरतात. परंतु, आकडेवारी असे दर्शवते की ह्या कर्करोगावर प्रभावीपणे उपचार करण्यासाठी ह्या उपचार पद्धतीला मर्यादा आहेत आणि यांचे दुष्परिणाम देखील आहेत. केमोथेरपीचा दुष्परिणाम म्हणून शरीरातील पांढऱ्या व लाल रक्तपेशींची संख्या कमी होते आणि अनेक गुंतागुंतीच्या समस्या निर्माण होतात.

मुत्र चिकित्सा अधिक प्रभावी आहे आणि रेडिएशन व केमोथेरपी पेक्षा अधिक फायदेशीर आहे. ही कर्करोगाच्या पेशींची वाढ नष्ट करते आणि

त्यांना शरीराच्या इतर भागांमध्ये पसरण्यापासून रोखते. ही कोणताही दुष्परिणाम न करता कर्करोगाच्या पेशींमधील विषारी पदार्थ नष्ट करते.

ज्या लोकांनी आधीच शस्त्रक्रिया आणि केमोथेरपी केलेली आहे ते देखील मुत्र चिकित्सा करू शकतात. परंतु जर त्यांना डॉक्टरांच्या सल्ल्यानुसार केमोथेरपी सुरु ठेवायची असेल तर ते ३६ तासांच्या कालावधी नंतर मुत्र चिकित्सा सुरु करू शकतात. यामुळे केमोथेरपीचे दुष्परिणाम कमी होतील आणि निरोगी रक्तपेशींची निर्मिती होण्यास मदत होईल. यामुळे त्यांची रोग प्रतिकारशक्ती सुधारेल आणि प्रतिरोध शक्ती वाढेल. डॉक्टरांनी कर्करोगाने ग्रासलेल्या रुग्णांना "मुत्र चिकित्सा" करण्याचा सल्ला द्यावा आणि त्यांना प्रोत्साहन द्यावे, ज्यामुळे केमोथेरपीचे दुष्परिणाम कमी होतील आणि ते लवकर बरे होतील. तसेच रुग्णांचा जीवनकाल देखील वाढेल आणि त्यांना सर्व प्रकारच्या त्रासापासून आराम मिळेल.

मी येथे, पोटाचा कर्करोग व ओव्हरीचा कर्करोग झालेल्या रुग्णांची तपशीलवार केस हिस्टरी, त्यांचे निदान अहवाल म्हणजे सीटी स्कॅनिंग, एंडोस्कोपी, बायोप्सी रिपोर्ट आणि शस्त्रक्रिया व केमोथेरपी करण्याबाबत डॉक्टरांचा सल्ला सादर केला आहे. कोणतीही शस्त्रक्रिया आणि केमोथेरपी न करता, त्यांना त्यांच्या वेदने आणि त्रासापासून मुक्ती मिळाली आहे आणि ते निरोगी व स्वस्थ आहेत याचे त्यांनी पुष्टीकरण त्यांनी जारी केलेले आहे.

मुत्र चिकित्सेच्या सहाय्याने कर्करोग बरा करा

कर्करोगाच्या रुग्णांची केस हिस्टरी आणि १० प्रशांसापत्रे

प्रशंसापत्र - १

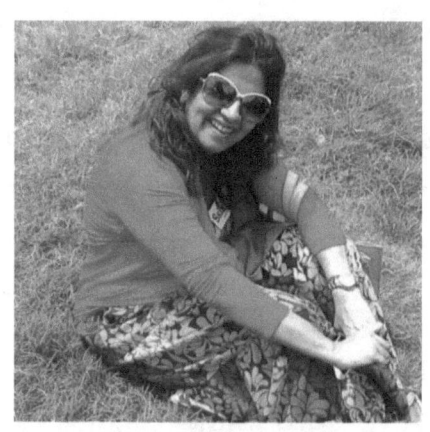

सौ. सिमरीन भूरानी

स्तनांचा कर्करोग

बायोप्सी आणि शस्त्रक्रिये शिवायबरा केला गेला

बंगळूरच्या, ४१ वर्ष वयाच्या, सौ. सिमरीन भूरानी यांना त्यांच्या उजव्या स्तनाम्ध्ये एक गाठ असल्याचे लक्षात आले आणि ७ जून २०१५ मध्ये त्यांनी स्कॅनिंग केले.

त्यांना स्तनाचा कर्करोग झाला असल्याचे निदान केले गेले आणि स्कॅनिंगच्या रिपोर्टमध्ये त्यांच्या उजव्या स्तनाम्ध्ये ५.६ x २.५ सेमीची गाठ असल्याचे सांगितले गेले.

डॉक्टरांनी त्यांना बायोप्सी टेस्ट आणि शस्त्रक्रिया करण्याचा सल्ला दिला.

त्यांनी बायोप्सी टेस्ट आणि शस्त्रक्रिया केली नाही. त्यांनी मुत्र चिकित्सेचा मार्ग स्वीकारला आणि काही दिवसातच त्यांना आढळून आले की गाठ हळूहळू कमी होत आहे.

२ आठवड्यांनी, २१ जून, २०१५ मध्ये त्यांनी पुन्हा स्कॅनिंग केले आणि त्या चाचणीमध्ये असे आढळून आले की ५.६ x २.५ सेमीची गाठ कमी होऊन २.६ x १.८ सेमीची झाली आहे.

त्यांनी मुत्र चिकित्सा सुरु ठेवली आणि ४५ दिवसांनी त्यांना स्वतःलाच जाणवले की आता त्यांच्या छातीत कोणतीही गाठ लागत नाही आणि स्तनामधील गाठ पूर्णपणे नाहीशी झाली आहे.

ज्या रुग्णांना आधीच कर्करोगाचे निदान झाले आहे ते प्रारंभीच्या टप्प्यात मुत्र चिकित्सा स्वीकारू शकतात आणि शस्त्रक्रिया, बायोप्सी आणि केमोथेरपी टाळू शकतात. ते वेगवेगळ्या वैद्यकीय चाचण्यांवर खर्च होणारे लाखो रुपये वाचवू शकतात.

प्रशंसापत्र - २
तोंडाचा / गालाचा कर्करोग
शस्त्रक्रिया व केमोथेरपी शिवायबरा केला गेला

प्रिय जगदीश भूरानी सर,

तुमच्या ४ जून रोजी आलेल्या मेल बद्दल मी खूप आभारी आहे. मी लघवी तोंडात घोळवून, लघवी पिऊन आणि शरीरावर मालिश करून मुत्र चिकित्सा केली. यामुळे काही चमत्कारी बदल झाले आहेत. माझा डावा गाल चरबी आणि कोलोजेनच्या हानीमुळे (तोंडाच्या कर्करोगामुळे) आत जात होता. हा गाल आता ५०% सामान्य झाला आहे. म्हणजे गाल आता जास्त आत खचलेला दिसत नाही. तसेच तोंडाच्या आतील भाग सुद्धा चांगला वाटत आहे. मी केवळ मुत्राच्या ओल्या पट्ट्या गालावर आणि पोटावर ठेवल्या नाहीत आणि मुत्र उपवास देखील केला नाही, बाकी मी सर्व मुत्र चिकित्सा केली आहे. पण आता मी हे सर्व सुद्धा करणार आहे. मी बरे होत असल्याची लक्षणे दिसत असल्यामुळे मला आत्मविश्वास देखील परत मिळाला आहे. मी फक्त १८ वर्षाची आहे आणि मला वाटले होते की आता सर्व काही संपले आहे कारण तोंडाचा कर्करोग बहुधा प्राणघातक असतो. आणि जर कोणी शस्त्रक्रियेनंतर वाचला तरीही त्याला आयुष्यभर तोंडावर खोल व्रण घेऊन जगावे लागते. आता मला शस्त्रक्रिया, केमो किंवा रेडिएशनची घेण्याची गरज नाही. माझा जीव वाचवल्याबद्दल व

शस्त्रक्रियेमुळे माझे तोंड विकृत होण्यापासून वाचवल्याबद्दल तुमचे आभार कसे मानावे हे मला खरच कळत नाही. मानवतेसाठी तुम्ही जे महान कार्य करत आहात त्यासाठी मी तुमचे मनापासून आभार मानत आहे.

शिवानी शर्मा

जून २७, २०१४

ईमेल क्र. १

आदरणीय सर,

मला माफ करा, कारण मी माझ्या मागील मेलमध्ये तुमचा उल्लेख जगदीश भूरानी म्हणून केला. सर, २ महिन्याहून कमी कालावधीमध्ये माझ्या तोंडाचा/ गालाचा कर्करोग पूर्णपणे बरा झाला आहे. माझा गाल आता पूर्णपणे सामान्य झाला आहे आणि आता वयाच्या १८व्या वर्षी मला माझ्या समोर माझे संपूर्ण आयुष्य उभे दिसत आहे. डॉक्टरांच्या मते मी फार दिवस जगणार नव्हते पण सर तुम्ही त्यांना चुकीचे सिद्ध केलेत. सर मी मॉरिशसमध्ये राहते आणि नुकतीच शाळा पूर्ण केली आहे. मी जेएनयू मध्ये पदवीचे शिक्षण घेण्यासाठी दिल्लीला येणार आहे. सर मी तुम्हाला बंगळूरमध्ये भेटायला येईन. कदाचित मला तुम्हाला आजोबा म्हटले पाहिजे कारण वयानुसार मी अगदी तुमच्या नातीसारखी आहे.

शविानी शर्मा

जुलै २६, २०१४

ईमेल क्र. २

हॅलो आजोबा,

तुमच्या मेलबद्दल मी तुमची खूप खूप आभारी आहे. मी जेव्हा डिग्री घेण्यासाठी दिल्लीच्या युनिव्हर्सिटी मध्ये प्रवेश घेईन तेव्हा मी तुम्हाला नक्की भेटायला येईन. मी माझ्या देशात सुद्धा मुत्र चिकित्सेबद्दल लोकांना जागरूक करेन. त्याचप्रमाणे मी गुटखा खाण्याच्या हानिकारक दुष्परिणामांबद्दल सर्वांना नक्की सांगेन. माझ्या डॉक्टरांना मी बरे झाल्याचे पाऊन खूप आश्चर्य वाटले. जेव्हा त्यांनी मला याबद्दल विचारले तेव्हा मी त्यांना मुत्र चिकित्सेबद्दल सांगितले. एक जण तर इतका प्रभावी झाला की ते त्यांच्या पेशंटना ही चिकित्सा देण्यास सुरवात करणार आहेत. मी त्यांना तुमच्या वेबसाईटची पूर्ण माहिती दिली आहे.

माझ्या डॉक्टरांनी माझ्या जगण्याची आशाच सोडून दिली होती. माझ्या आई-वडिलांनी माझ्या शेवटच्या इच्छा विचारायला सुरवात केली होती. त्यांनी मला जे आवडते ते करायला सांगितले आणि माझे शेवटचे दिवस आनंदात घालवण्याचा सल्ला दिला होता. ते मला वर्ल्ड टूर साठी घेऊन जाणार होते कारण मला फिरायला खूप आवडते पण माझ्यामध्ये काहीच त्राण उरले नव्हते आणि मला इतका त्रास होत होता की मी काहीच आनंद घेऊ नसते शकले. थँक यू व्हेरी मच.

तुमची लाडकी नात

शिविनी शर्मा

मॉरशिस

ऑगस्ट १४, २०१४

ईमेल क्र. ३

प्रशंसापत्र - ३
चौथ्या टप्प्यातील टर्मिनल कर्करोग

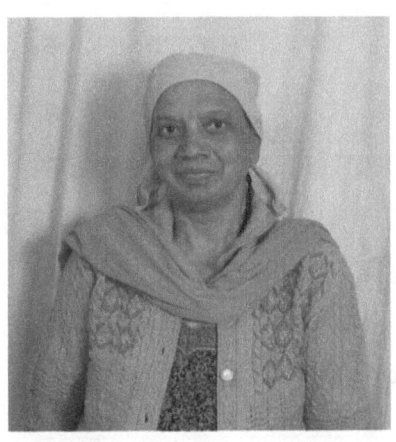

श्रीमती सुरेश राणी यांना शेवटच्या चौथ्या टप्प्याच्या कर्करोगाचे निदान झाले होते

व "मुत्र चिकित्से" मुळे ४ महिन्यात रोग बरा झाला

स्तनांचा, फुफ्फुसांचा आणि हाडांचा कर्करोग

दिल्ली मध्ये राहणाऱ्या ५४ वर्षांच्या श्रीमती सुरेश राणी यांना जुलै २०१२ मध्ये, मेटास्टॅटिक ब्रेस्ट कार्सिनोमा, चयापचय रित्या सक्रीय, लीम्फ नोडल, बोनी आणि प्लेयुर्ल एफ्यूशन सहित डाव्या एड्रीनलचा सहभाग (स्तनांचा, फुफ्फुसांचा आणि हाडांचा कर्करोग) याचे निदान झाले होते. त्यांनी आवश्यक वैद्यकीय चाचणी व बायोप्सी चाचणी करून घेतली. पीईटी-सीटी रिपोर्ट मध्ये असे दिसले की रोग खूप तीव्र आहे आणि कर्करोग दोन्ही फुफ्फुसे, उजवा स्तन, हाडे आणि शरीराच्या इतर

भागांमध्ये देखील पसरला आहे. त्यांच्या फुफ्फुसांम्ध्ये भरपूर प्रमाणात द्रव जमा झाले होते.

डॉक्टरांनी त्यांच्या घरच्यांना सांगितले की ते त्यांना केमोथेरपी किंवा इतर कोणताही उपचार देऊ नाही शकत आणि आता त्या आता कर्करोगाच्या शेवटच्या चौथ्या टप्प्यावर आहेत. डॉक्टरांनी असे देखील संगितले की त्यांच्या जगण्याची शक्यता खूप कमी आहे.

याआधी मे २००२ मध्ये त्यांनी डाव्या स्तनामधील गाठ काढून टाकण्यासाठी शस्त्रक्रिया केली होती. बायोप्सी चाचणीनंतर त्यांना आक्रमक डक्टल कार्सिनोमा हा "स्तनांचा कर्करोग" असल्याचे निदान करण्यात आले. शस्त्रक्रियेनंतर त्यांना ६ वेळा केमोथेरपी आणि १६ वेळा रेडियोथेरपी देण्यात आली होती. प्रत्येक वर्षी त्यांनी वैद्यकीय चाचणी केली होती ज्याचे रिपोर्ट नॉर्मल होते.

२०१२ च्या जून/जुलै महिन्यात त्यांची तब्येत ढासळू लागली. त्यांना श्वास घेण्यात त्रास जाणवत होता, हाता-पायांना सूज आली होती, उलट्या होत होत्या आणि संपूर्ण शरीरात वेदना जाणवत होत्या. त्या व्यवस्थितपणे खाऊ शकत नव्हत्या आणि खाल्लेले त्यांना पचत नव्हते. त्या खूप अशक्त झाल्या होत्या. बसणे, उभे रहाणे किंवा चालणे देखील जमत नव्हते आणि त्या अगदी अंथरुणाला खिळल्या होत्या.

सुरेश राणी यांची मुलगी रश्मी हिने माझी मुत्र चिकित्सेवरील वेबसाईट पहिली आणि मला फोन केला आणि तिले मला तिच्या आईच्या रोगाचा इतिहास सांगितला. तिने ०९/०९/२०१२ रोजी तिच्या आईचे चाचणीचे रिपोर्ट मला मेलद्वारे पाठवले आणि आम्ही मुत्र चिकित्सेच्या फायद्यांविषयी चर्चा केली.

माझ्या सल्ल्यावरून श्रीमती सुरेश राणी यांनी १२/०९/२०१२ रोजी मुत्र चिकित्सा सुरु केली.

त्या खूप अशक्त आणि अस्थिर प्रकृतीच्या असल्याने, सुरवातीला त्यांच्या मुलीने म्हणजे रश्मीने खूप पाणी पिणे आणि हलका आहार घेण्यास सुरवात केली, ज्यामुळे तिचे मुत्र साफ आणि रंगहीन असेल. तिने स्वतःचे मुत्र जमा केले आणि आईला प्यायला दिले व स्वतःच्या मुत्राने ती आईच्या शरीराला मालिश देखील करू लागली.

३ दिवसांच्या कालावधीतच त्यांना थोडा उत्साह वाटू लागला आणि शरीरात उर्जा जाणवू लागली.

त्यांना कोणताही त्रास न जाणवता, आरामात श्वास देखील घेता येत होता. त्या उभ्या राहू शकत होत्या आणि स्वतःचे मुत्र पिऊ शकत होत्या. हळूहळू त्यांची रोगप्रतिकारक शक्ती वाढू लागली आणि दिवसेंदिवस त्यांची तब्येत सुधारू लागली.

त्यांनी योग्य प्रकारे मुत्र चिकित्सा करण्यास सुरवात केली, म्हणजे भरपूर पाणी, रस पिऊन आणि हलका आहार घेऊन. याच सोबत त्या त्यांच्या मुलीचे मुत्र घेत होत्या, तसेच स्वतःचे देखील मुत्र घेत होत्या आणि दिवसातून दोनदा स्वतःच्या शरीराला मुत्राने मालिश करत होत्या.

२ आठवड्यात (१४ दिवसांत) त्यांची रोगप्रतिकार शक्ती सुधारली आणि त्यांची प्रकृती स्थिर झाली. तसेच त्यांच्या शरीरात उर्जा देखील जाणवू लागली. त्या हलका आहार घेऊ शकत होत्या आणि पचवू शकत होत्या. त्यांना उभे राहता येत होते आणि हळूहळू चालता येत होते. त्यांची सूज कमी झाली होती आणि शरीराचे तीव्र दुखणे देखील कमी झाले. फुफ्फुसामधील द्रव कमी झाले आणि त्यांना सामान्यपणे श्वास घेता येऊ लागला.

मी त्यांना सल्ला दिला की लवकर व जास्त बरे वाटण्यासाठी त्या ७ दिवसांच्या अंतराने हलकी केमोथेरपी घेऊ शकतात. हलक्या केमोथेरपीने कर्करोगाच्या काही पेशी आखुडतात व मरतात आणि मुत्र चिकित्सेसोबत

घेतली गेली तर कर्करोग बरा करण्यासाठी ही पद्धत उपयोगी आणि सहायक ठरू शकते.

त्यांनी, दिल्लीच्या ॲक्शन कॅन्सर हॉस्पिटल मधील डॉ. हरी गोयल यांचा सल्ला घेतला, डॉक्टरांनी सुरेश राणी यांना तपासले आणि त्यांच्या आरोग्यामध्ये झालेली सुधारणा पाहून त्यांन खूप आनंद झाला. त्यांनी डॉ. हरी गोयल यांच्या देखरेखीखाली, २६ सप्टेंबर पासून ७ दिवसांच्या अंतराने टॅक्सॉल १३० मीलीग्रॅम हे दुखःशामक केमोथेरपीचे इंजेक्शन घेतले.

केमोथेरपी चालू असताना त्या त्यांच्या मुलीचे मुत्र सेवन करत असत आणि केमोथेरपीनंतर २४ तासांनी स्वतःचे मुत्र घेत असत.

केमोथेरपी दरम्यान आणि केमोथेरपीनंतर त्यांना अशक्तपणा, थकवा, सुन्नपणा आणि इतर कोणत्याही प्रकारची गुंतागुंत यारखे दुष्परिणाम जाणवले नाहीत.

त्यांना असे वाटत होते की त्यांना ग्लुकोज किंवा रक्त चढवण्यासाठी हॉस्पिटलमध्ये दाखल व्हावे लागले होते.

२ वेळा केमोथेरपी घेतल्यानंतर ज्या डॉक्टरांनी त्यांना तपासले, त्या डॉक्टरांनी संगितले की, त्यांची प्रकृती आता स्थिर आहे आणि त्यांची फुफ्फुसामध्ये आता कोणतेही द्रव नाही. डॉक्टरांनी त्यांना १२ वेळा केमोथेरपी घेण्याचा सल्ला देखील दिला.

त्यांनी प्रत्येक ७ दिवसांच्या अंतरावर केमोथेरपी घेण्यासोबतच मुत्र चिकित्सा करणे चालू ठेवले. दिवसेंदिवस त्यांना उत्साह जाणवू लागला आणि त्यांच्या शरीराची शक्ती वाढत आहे आणि त्यांचे आरोग्य सुधारत आहे हे त्यांना जाणवले. फुफ्फुसांमध्ये द्रव साचणे, श्वास घेण्यास त्रास होणे, अस्वस्थता, उलट्या होणे, अशक्तपणा, हाता-पायांची सूज आणि शरीरात वेदना होणे यासारख्या सर्व मोठ्या समस्यांपासून त्यांना आराम मिळाला होता. त्यांना भूक लागत होती आणि जेवण जेऊ शकत होत्या

आणि पचवू सुद्धा शकत होत्या. त्यांना बसणे, उभे राहणे, चालणे, जिने चढणे जमत होते आणि घरातील त्यांची नेहमीची साधी कामे करता येत होती.

त्यांनी २५ सप्टेंबर पासून १२ डिसेंबर २०१२ पर्यंत टॅक्सॉल १३० मीलीग्रॅम ची दुखःशामक केमोथेरपीची १२ इंजेक्शन्स घेतली. त्यांनी १२ डिसेंबरला छाती आणि फुफ्फुसांचे स्कॅनिंग देखील करून घेतले. स्कॅनिंगचे रिपोर्ट पाहिल्यानंतर डॉ. हरी गोयल यांनी श्रीमती सुरेश राणी यांना त्यांची छाती आणि फुफ्फुसे चांगले असल्याचे सांगितले. डॉक्टरांनी त्यांना अंतिम रिझल्टसाठी पीईटी-स्कॅनिंग करण्याचा सल्ला दिला.

त्यांनी, चंदीगड येथील पीजीआयएमईआर कॅन्सर रिसर्च सेंटर मधील ऑन्कोलॉजिस्ट, डॉ. गुरप्रीत सिंग यांचा सल्ला घेतला आणि ११/०१/२०१३ रोजी पीईटी-स्कॅनिंग केले.

पीईटी-सीटी स्कॅनिंगच्या रिपोर्ट मध्ये आढळून आले की त्यांच्या शरीरात कर्करोगाच्या सक्रीय पेशी नाहीत आणि कर्करोगाच्या सर्व पेशी नष्ट झाल्या आहेत. रिपोर्टच्या नुसार त्या आता नॉर्मल आहेत आणि त्यांना कर्करोग नाही.

दिल्लीमधील ॲक्शन कॅन्सर हॉस्पिटलचे ऑन्कोलॉजिस्ट, डॉ. हरी गोयल आणि चंदीगड येथील पीजीआयएमईआर कॅन्सर रिसर्च सेंटर मधील ऑन्कोलॉजिस्ट, डॉ. गुरप्रीत सिंग यांना पीईटी-सीटीचे रिझल्ट पाहून आनंद झाला आणि त्या नॉर्मल आहेत याचे समाधान वाटले.

पीईटी-सीटीचे रिपोर्ट पाहिलेल्या बहुतेक डॉक्टरांना आणि ऑन्कोलॉजिस्टना हा रिझल्ट पाहून आश्चर्य वाटले. त्यांचा विश्वासच बसत नव्हता की ज्या रुग्णाला शेवटच्या स्टेजचा स्तनांचा कर्करोग झाला होता व जो हाडे, फुफ्फुसे आणि लीम्फ नोड्स पर्यंत पसरला होता असा कर्करोग बरा होऊ शकतो.

श्रीमती सुरेश राणी हयात आहेत आणि सकारात्मक वृत्तीने मुत्र चिकित्सेचा मार्ग स्वीकारून शेवटच्या स्तराच्या कर्करोगावर मात केलेली आहे, ते ही चार महिन्यांच्या अल्प कालावधीत (१२ सप्टेंबर, २०१२ पासून ११ जानेवारी पर्यंत). त्यांनी आजही मुत्र चिकित्सा सुरु ठेवली आहे.

त्या निरोगी आणि स्वस्थ आहे आणि त्यांची सर्व कामे करत आहेत.

वरील तथ्ये /तपशील यांना समर्थन दिले आहे:

सौ. रश्मी मोबाईल: ०९२१७९ ६३६२९

श्रीमती सुरेश राणी यांची कन्या

ईमेल: nkj_24@yahoo.com

जगदीश आर भूरानी

उपचारापूर्वींचा पीईटी-सीटी रिपोर्ट

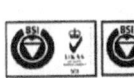 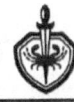

RAJIV GANDHI CANCER INSTITUTE AND RESEARCH CENTRE

IMAGING SCIENCES:
X-RAY/US/CT/PET/MRI/NM

Sector 5, Rohini, Delhi- 110085
Tel. : 47022222 (30 lines), 27051011-15
Fax : 91-11-27051037

PET-CT REPORT

OrderNo	: DIRRGCI890166	Order Date	: 23-Jul-2012 03:08PM
CR. No.	: 146393	Age/Sex	: 54 YR(S)/F
Name	: SURESH RANI	Study Date	: 24-Jul-2012 05:09PM
Referred By	:	Status	: OPD

PT Report

Purpose of Scan:
Rxed case of Ca left breast. Post OP/RT (2000). Now with left pleural effusion. For evaluation
Ref.:PET/2530/12

POSITRON EMISSION TOMOGRAPHY AND DIAGNOSTIC CT:
296-370 MBq 18F-FDG was administered I.V.& Images were taken after 1hr. from skull base to mid thigh. IV contrast was given. Diagnostic CT Chest was done. Images of the brain were also acquired.

Finding:
Metabolically active lymphnodes are seen in prevascular, pretracheal, AP window, subcarinal, bilateral hilar and left paraaortic regions. Right supraclavicular region shows evidence of few air pockets.

Metabolically active sclerotic lesions are seen in sternum, left 1st and 10th ribs, few dorso-lumbar vertebrae, sacrum, right acetabulum, left femur, right iliac bone and bilateral pubic bone.

Left adrenal shows metabolically active nodule.

Metabolically active left pleural thickening is seen. Mild left pleural effusion is seen.

Both lungs are normal. Trachea and main stem bronchi are normal.
No right pleural / pericardial effusion is seen.

Rest of the body including brain shows normal physiological tracer uptake.

Impression:
Metabolically active, lymphnodal, bony, left adrenal involvements with pleural effusion as described.

DR.VISHU / DR.ANKUR:
S.R.NUCLEAR MEDICINE

DR.S.A.RAO:
Sr.CONSULTANT RADIOLOGY

DR.P.S.CHOUDHURY:
DIRECTOR NUCLEAR MEDICINE

DR.A.K.CHATURVEDI:
DIRECTOR RADIOLOGY

This Report has been Approved by : DR. VISHU/DR. ANKUR on 25-Jul-2012 03:51PM
This Report has been Validated by : Dr.P.S.Choudhury / Dr. A.K. Chaturvedi / Dr.S.A.Rao on 25-Jul-2012 03:51PM
This is an Electronically Generated Report and Needs No Signature.
Any Alternations will make the Report Void.

Entered By : REENA CHHARI   Printed By : REENA CHHARI

मुत्र चिकित्सेच्या सहाय्याने कर्करोग बरा करा

बायोप्सी रिपोर्ट

(7)

RAJIV GANDHI CANCER INSTITUTE AND RESEARCH CENTRE

Sector-V, Rohini, Delhi - 110 085
Tel.: 47022222 (30 Lines), 27051011 - 27051015
Fax: 91-11-27051037

ISO 9001 ISO 14001 CER NO - 0309

RAJIV GANDHI CANCER INSTITUTE AND RESEARCH CENTRE

(Unit of Indraprastha Cancer Society & Research Centre)
Sector-V, Rohini, Delhi - 110 085

DEPARTMENT OF LABORATORY SERVICES

Tel.: 47022222 (30 LINES), 27051011-1015 Fax: 91-11-27051037

CR Name	: MRS.SURESH RANI	**CR No**	: 146393	**Age/Sex**	: 54/Female
Refered Doctor	:	**OPD/IPD**	: OPD		
Sample On	: 24-07-2012	**Report On**	: 25-07-2012 02:34 pm	**Biopsy No**	: B -

DEPARTMENT OF PATHOLOGY

Lab Test Report

BIOPSY NO:B/4988/2012

SPECIMEN: RIGHT CERVICAL LYMPHNODE BIOPSY

GROSS EXAMINATION:SINGLE NODULAR BITS MEASURING 1.5 X 0.7 X 0.7 cm(A,B)(NTL)

MICROSCOPIC EXAMINATION SHOWS TOTAL REPLACEMENT OF LYMPHOID CELLS BY METASTATIC BREAST CARCINOMA CELLS IN KNOWN CASE OF CARCINOMA BREAST.

Clinical Interpretation if any :

Verified By:

Signature:
DR GURUDUTT GUPTA
25-07-2012 04:57 pm

* Marked Service are not covered Under NABL Accreditation

This is an electronically generated report and needs no signature, Any alterations will make the report void.Request for Histopathology slide/blocks for second opinion: The slides and blocks for second opinion will be issued on the next working day, subsequent to a written request submitted 24 hours prior. Time of collection of the same would be between 3pm and 5pm only.

Technician Name : MINI_2636

-- End of Report --

Good Bad

ER/PR Herceptin - Herceptin

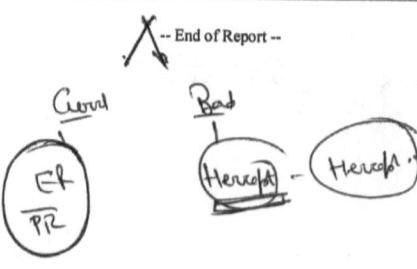

जगदीश आर भूरानी

१२ वेळा केमोथेरपी घेतल्यानंतरची डिस्चार्ज सारांश

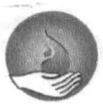 **Action Cancer Hospital**

Name : SURESH RANI   IP No : 11640   CR No 12384   D.O.A : 12/12/2012 11:01AM
Relative : W/O ASHOK KUMAR   Age : 54 Years   Sex : Female   D.O.D : 12/12/2012 03:24AM
Address : C-30 DELHI CITY APP. SEC-13 ROHINI   Area : ROHINI
Phone : Ph 9310096450
Doctor : Dr. Dr.Hari Goyal,Dr.VIKAS DUA   Unit : HG UNIT
Room No : DC-3

Discharge Summary

1. DIAGNOSIS:- METASTASIS CARCINOMA BREAST, ON PALLIATIVE CHEMOTHERAPY.

2. KNOWN ALLERGIES:- No known drug allergies.

3. BRIEF SUMMARY OF CASE:- Mrs. Suresh Rani 54 years old normotensive, nondiabetic female is a diagnosed case of Carcinoma breast. She underwent Surgery in 2001 followed by 6 cycles of chemotherapy using CMF regimen followed by 5 yrs of Tamoxifen(ER/PR were negative) Patient developed breathlessness in july 2012 and found to have large pleural effusion. She was further investigated and found to have Right supraclavicular node. Biopsy was perfomed and reported as +ve for metastasis Carcinoma. Pleural fluid was also reported postive for malignant cells. The tissue was reported +ve for ER/PR & HER -2-NEU (3+). PET-CT revealed extensive disease. After that no treatment was taken and received alternative treatment. Patient had rapidly refilling effusion. The prognosis of metastasis disease was explained in detail.Option of oral Xeloda/weekly taxol or hormones was given. In view of grossly symptomatic disease,it was planned to give weekly taxol.
    Presently she was admitted for **12th cycle** of chemotherapy which she received with prehydration, posthydration and antiemetics on **12/12/2012**. She tolerated the treament well and now she is being discharged in a stable condition.

4. PAST HISTORY: - No h/o HTN/DM/CAD/COPD.

5. EXAMINATION:- Patient Conscious, Oriented, Afebrile, BP-120/70mmHg, PR-70/min, RR-20/min, PS-2, Chest - no added sound, CVS-S1S2+, P/A- Soft, BS+.

6. INVESTIGATIONS: - Lab report attached.

7. COURSE DURING HOSPITAL STAY:-

Medicine Given:- Inj. Taxol 130mg with other supportive care.

8. CONDITION ON DISCHARGE:- Satisfactory.

9. TREATMENT ADVICE:-
TAB. LIZOLID 600mg TWICE DAILY FOR 5 DAYS.
TAB. VOVERAN TWICE DAILY FOR 5 DAYS.
TAB. PAN D TWICE DAILY FOR 5 DAYS.
TAB. LARPOSE 1mg FOR 3 DAYS AT NIGHT.
CAP. BECOSULE Z ONCE DAILY FOR 7 DAYS.
TAB. FOLVITE ONCE DAILY FOR 7 DAYS.
PLENTY OF ORAL FLUID.

A-4, Paschim Vihar, New Delhi-110063   Tel.: +91 11 4922 2222   E-mail : ach@actionhospital.com
                                        Fax.: +91 11 4502 4287   Website : www.actionhospital.com

A Unit of Manav Sevarth Trust

मुत्र चिकित्सेच्या सहाय्याने कर्करोग बरा करा

उपचारानंतरचा पीईटी-सीटी रिपोर्ट

Positron Emission Tomography Centre
Department of Nuclear Medicine,
PGIMER, Chandigarh – 160 012, Tel: 0172 2756719

Name:	Suresh Rani	PET No:	8112/13
Age/Sex:	54/Female	CR No	1085901
Ref/Dept:	General Surgery	Date:	11/01/2013

PET-CT Report

Clinical Indication: K/C/O Ca breast ; Left segmental mastectomy - 16/5/2000; CT - 6 cycles & RT 2000; c/o breathlessness - 2012 : Evaluation : pleural effusion; PET outside (24/7/12): lymph nodal, bony and left adrenal involvement. CT - 12 cycles, last on 12/12/12; PET for CT response.

Technique: *Whole body images (base of skull to mid thigh) were acquired in 3-D mode 60 min after i.v. injection of 370 MBq of F18-FDG using a dedicated BGO PET-CT scanner. Oral contrast diluted with water was given. Reconstruction of the acquired data was performed so as to obtain fused PET-CT images in transaxial, coronal and sagittal views.*

Findings: No abnormal FDG uptake noted in the left breast. No abnormal FDG uptake is noted in the bilateral axillary, internal mammary and supraclavicular regions.

A non FDG avid irregular soft tissue lesion (measuring ~ 2.4 X 2.1 cm) is noted in the subareolar region of the right breast.

Non FDG avid multiple sclerotic foci are noted in the following sites:

--Multiple cervical and dorsolumbar vertebrae
--Sternum
--Multiple bilateral ribs
--Bilateral iliac bones, right ischial tuberosity and bilateral pubic bones
--Sacrum

Note is made of faintly FDG avid moderate left pleural effusion with atelectasis of the underlying segments. Note is made of non FDG avid GGOs in the both lung fields. No abnormal thickening of the pleura is noted.

Note is made of fatty liver with physiological FDG uptake.

Faint FDG uptake is noted in the medial limb of the left adrenal.

FDG uptake is noted in the brown adipose tissue in the neck and thorax – physiological.

Physiological tracer uptake is noted in liver, spleen and rest of the visualised organs.

Impression: Non-FDG avid lesion in the right breast - suggest mammography / FNA correlation.

Non FDG avid left pleural effusion and skeletal lesions and faintly FDG avid left adrenal lesion as described . Compared to the PET printout images of previous study, there appears to be response to chemotherapy.

Consultant   **Senior Resident**

जगदीश आर भूरानी

प्रशंसापत्र- ४
पोटाचा कर्करोग

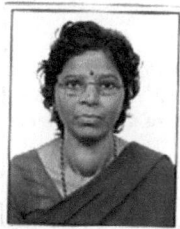
Vinoda Shetty

DATE : 23-10-2011

From,
VIJAYALAKSHMI SHETTY,
BANGALORE.

TO WHOM SO EVER IT MAY CONCERN

My mother Smt. Vinoda Shetty (F) age 55 year was suffering from stomach pain, Acidity and Gastric problem and had consulted many Doctors from past three years. Though she was consuming many tablets regularly she was not relieved from her pains and other problems. In the month of August 2010 she underwent a complete medical check up, Endoscopy, and Biopsy test at Kanva Diagnostic Services Pvt Ltd, Bangalore and she was diagnosed with Stomach Cancer "Carcinoma Stomach".

To ascertain she once again underwent C T Scanning of Chest, Abdomen and Pelvis Test at Father Muller Medical College, Mangalore. After diagnosing the report the doctors recommended her to undergo three cycles chemotherapy and then surgery. As per the doctors advised she underwent three cycles of Chemotherapy in Sept, Oct and Nov 2010. After Chemotherapy she was again admitted in the Hospital for 3 times for Neutropenia (side effects of Chemotherapy) for vomiting, tiredness, fever, low blood sugar, low WBC counts and swelling in her face and other parts of the body.

After completing three cycles of Chemotherapy she once again underwent Endoscopy, Histopathology, Biopsy and C T Scanning test in November 2010 to check whether Chemotherapy has benefited her or not. The result did not show any improvement. Doctors from Father Muller Hospital advised that the only option was to undergo Surgery to remove the entire Stomach followed by Chemotherapy again. Doctors also advised that the chances of recovery of her health will be 50%.

I came in contact with Mr Jagdish Bhurani when I was in Mangalore and revealed the case history of my mother and forwarded all her diagnosed reports to him. He explained me about the Benefits of Urine therapy and also assured me that my mother will be relieved from all sufferings and can lead a normal life without undergoing any surgery or chemotherapy. Somehow I convinced my mother to practice urine therapy and explained her the benefits.

My mother started Urine Therapy from 16-12-2010 and in the short period of 30 days she gradually improved and she was relieved from all her severe problem such as Stomach pain, Acidity, gastric problem, swelling in her face and other parts of the body. She became energetic and she was able to do her normal activities and continued the treatment in the cheerful manner. The hair started growing on her head as she had lost the hair during her 1st cycle of Chemotherapy.

During this period neither me nor my mother had personally met Mr Jagdish Bhurani. We were in touch with him over the phone and practiced urine therapy as per his advice. She is completely on diet and consuming only those foods recommended by him. She is massaging with Urine 2 times a day and keeping the wet pact of urine in the day time. She is drinking minimum 3 ltrs of urine everyday.

After completing 5 months of urine therapy she once again underwent CT Scanning and blood test in August 2011 at Father Muller Medical College Hospital, Mangalore and consulted Dr. Dinesh Shet, Medical Oncologist. After going trough the reports and examining her Dr. Dinesh Shet told her that she is stable and the disease has not spread to any other parts of the body. He advised her to continue Urine Therapy.

After 8 months we came back to Bangalore and underwent Endoscopy test and all other necessary blood test at Kanva Diagnostic Services Pvt Ltd, Bangalore on 10-08-2011. Though the Endoscopy test reports compared to the earlier reports did not show much variation but the results of all the blood test, Haematology, Biochemistry and other reports were all within the normal range.

जगदीश आर भूरानी

On 11-10-2011 I took an appointment and consulted with Dr.B.S. Ajaikumar, chairman, CEO and Oncologist of HCG Cancer Hospital, Bangalore. After going through all her previous and present reports and examining her personally Dr.B.S. Ajaikumar advised her that she is stable and she can continue Urine Therapy.

She is surviving without undergoing major Surgery for removal of Stomach and Chemotherapy as advised by Doctor earlier. Had she undergone surgery she would have been completely bed ridden and the physical pain and mental agony what she would have suffered is unexplainable. Now that she is practising urine therapy for past 10 months she is relevead from all her pains and sufferings and her health condition is also stable. After adopting urine therapy she has not visited any doctor or Hospital for any of her health problem.

After personally knowing about the benefits of urine therapy I recommend people who are suffering from cancer or any other disease for that matter to adopt this therapy willfully so that even they can overcome sufferings and gain the benefit of urine therapy without spending much. I also request Media and Social organisations to come forward in creating awareness of urine therapy to Help the man kind.

VIJAYALAKSHMI SHETTY
E-mail ID-vijilshetty@yahoo.com
Mobile no : 9241148356

विनोदा शेट्टी तारीख:२३-१०-२०११

यास कडून,

विजयालक्ष्मी शेट्टी,

बंगळूर

ज्यांच्याशी संबंधित असेल त्यांच्यासाठी,

माझी आई, श्रीमती विनोदा शेट्टी, वय ५५ वर्षे, हिला पोटदुखी, आम्लपित्त आणि जठरासंबंधी समस्यांचा त्रास होत होता आणि यासाठी मागील तीन वर्षांपासून तिने अनेक डॉक्टरांचा सल्ला घेतला होता. ती नियमितपणे बऱ्याच गोळया घेत होती, पण तिला तिच्या वेदनेपासून आणि इतर समस्यांपासून काहीच आराम मिळत नव्हता. ऑगस्ट, २०१०मध्ये, बंगळूरमधील कानवा डायग्नॉस्टिक सर्विस प्रा. लि. मधून तिने संपूर्ण मेडिकल चेक-अप, एंडोस्कोपी आणि बायोप्सी टेस्ट केल्या आणि तिला “कार्सिनोमा स्टमक” पोटाचा कर्करोग झाला असल्याचे निदान झाले.

खात्री करून घेण्यासाठी, तिने पुन्हा मंगलोर मधील फादर मुलर मेडिकल कॉलेजमधून छातीचे सीटी स्कॅन, पोटाची आणि पेल्वीसची टेस्ट करून घेतली. रिपोर्टचे निदान केल्यानंतर डॉक्टरांनी तिला तीन वेळा केमोथेरपी आणि नंतर ऑपरेशन करण्याचा सल्ला दिला. डॉक्टरांच्या सल्ल्यानुसार तिने २०१०च्या सप्टेंबर, ऑक्टोबर आणि नोव्हेंबर महिन्यात तीन वेळा केमोथेरपी करून घेतली. केमोथेरपीनंतर तिला तीन वेळा न्यूट्रोपेनिया (केमोथेरपीचे दुष्परिणाम), उलट्या, थकवा, ताप, रक्तातील साखर कमी होणे, पांढऱ्या रक्तपेशी कमी होणे, चेहरा व शरीराच्या इतर भागांना सूज येणे अश्या कारणांमुळे हॉस्पिटलमध्ये दाखल करावे लागले.

तीन वेळा केमोथेरपी घेतल्यानंतर, केमोथेरपीचा काही लाभ झाला आहे की नाही हे पाहण्यासाठी नोव्हेंबर,२०१० मध्ये पुन्हा एंडोस्कोपी,

हिस्टोपॅथोलोजी, बायोप्सी आणि सीटी स्कॅनिंग करावे लागले. रिझल्टमध्ये काहीही सुधारणा झाली नसल्याचे आढळून आले. फादर मुलर हॉस्पिटलमधील डॉक्टरांनी सल्ला दिला की यावर एकच उपाय आहे आणि तो म्हणजे ऑपरेशन करून तो सगळा भागच काढून टाकायचा आणि पुन्हा केमोथेरपी द्यायची. डॉक्टरांनी हे देखील सांगितले की ती पूर्ण बरी होण्याची शक्यता केवळ ५०% आहे.

मी जेव्हा मेंगलोरमध्ये होती तेव्हा श्री. जगदीश भूरानी यांच्या संपर्कात आली आणि त्यांना माझ्या आईच्या आजारपणाबद्दल सांगितले आणि त्यांना आईचे सर्व रिपोर्ट पाठवले. त्यांनी मला मुत्र चिकित्सेच्या फायद्यांविषयी सांगितले आणि मला आश्वस्त केले की माझ्या आईचे सर्व त्रास दूर होतील आणि कोणतीही केमोथेरपी किंवा शस्त्रक्रिया न करता ती सामान्य आयुष्य जगू शकेल. मी माझ्या आईला मुत्र चिकित्सेचे फायदे सांगितले आणि तिला मुत्र चिकित्सा करण्यासाठी तयार केले.

माझ्या आईने १६-१२-२०१० पासून मुत्र चिकित्सेला सुरवात केली आणि ३० दिवसांच्या छोट्या कालावधीतच तिच्यामध्ये हळूहळू सुधारणा होऊ लागली. पोटदुखी, आम्लपित्त, जठराच्या समस्या, चेहऱ्याला व शरीराच्या इतर भागांना सूज येणे यासारख्या समस्यांपासून तिला आराम मिळाला. तिला उत्साह वाटू लागला, ती तिची नेहमीची कामे करू शकत होती आणि तिने मनमोकळेपणाने उपचार सुरु ठेवला. तिने पहिल्या केमोथेरपीच्या वेळेस खूपच केस गमावले होते, ते सुद्धा हळूहळू उगवू लागले.

या काळात मी किंवा माझी आई, श्री. जगदीश भूरानी यांना वैयक्तिकरित्या भेटलो नव्हतो. आम्ही त्यांच्याशी फोनवरून संपर्कात होतो आणि त्यांच्या सल्ल्याप्रमाणे मुत्र चिकित्सा सुरु ठेवली होती. तिने डाएट सुरु केले होते आणि त्यांच्या सल्ल्यानुसारच अन्न घेत होती. ती

दिवसातून दोनदा मुत्राने मालिश करत होती आणि मुत्राच्या ओल्या पट्ट्या देखील ठेवत होती. दररोज ती सुमारे ३ लिटर मुत्राचे सेवन करत होती.

५ महिने मुत्र चिकित्सा घेतल्यानंतर, ऑगस्ट २०११ मध्ये, फादर मुलर मेडिकल कॉलेज हॉस्पिटलमधून तिने पुन्हा एकदा सीटी स्कॅनिंग आणि रक्ताची चाचणी करून घेतली आणि मेडिकल ऑन्कोलॉजिस्ट, डॉ. दिनेश शेठ यांचा सल्ला घेतला. रिपोर्ट पाहिल्यानंतर व तपासल्यानंतर डॉक्टरांनी सांगितले की तिची प्रकृती आता स्थिर आहे आणि रोग इतर कोणत्याही भागावर पसरलेला नाही. त्यांनी तिला मुत्र चिकित्सा सुरु ठेवण्याचा सल्ला दिला.

८ महिन्यानंतर आम्ही परत बंगळूरला आलो १०-०८-२०११ रोजी कानवा डायग्नॉस्टिक सर्विस प्रा. लि. मधून एंडोस्कोपी टेस्ट आणि सर्व आवश्यक रक्तपरीक्षण करून घेतले. एंडोस्कोपी टेस्टच्या रिपोर्टची पहिल्या रिपोर्टशी तुलना करता फारसा फरक आढळला नाही पण इतर सर्व रक्ताच्य चाचण्या, हीमेटोलॉजी, बायोकेमिस्ट्री आणि इतर रिपोर्ट मात्र सामान्य रेंजमध्ये होते.

११-१०-२०११ रोजी, मी, बंगळूरच्या एचसीजी कॅन्सर हॉस्पिटल मधील अध्यक्ष, सीईओ आणि ऑन्कोलॉजिस्ट, डॉ. बी. एस. अजाईकुमार यांचा सल्ला घेतला. आईचे पूर्वीचे आणि आताचे रिपोर्ट पहिल्यानंतर आणि तिला स्वतः तपासल्यानंतर डॉक्टरांनी सांगितले की तिची प्रकृती स्थिर आहे आणि ती मुत्र चिकित्सा चालू ठेवू शकते.

डॉक्टरांनी पहिले सांगितल्याप्रमाणे पोटाचा भाग काढून टाकण्यासाठी मोठे ऑपरेशन न करता आणि केमोथेरपी न घेता सुद्धा ती जगत आहे. जर तिने शस्त्रक्रिया करून घेतली असती तर आज ती अंथरुणाला खिळलेली असती आणि तिला खूप शारीरिक व मानसिक त्रास सहन करावा लागला असता ते वेगळेच. मागील १० महिन्यापासून ती मुत्र चिकित्सा करत आहे त्यामुळे तिला सर्व वेदना आणि त्रासापासून मुक्ती

मिळाली आहे आणि तिची तब्येत सुद्धा स्थिर आहे. मुत्र चिकित्सा सुरु केल्यापासून कोणत्याही शारीरिक समस्येसाठी तिने डॉक्टर किंवा हॉस्पिटलला भेट दिलेली नाही.

मुत्र चिकित्सेचे फायदे स्वतःच्या डोळ्यांनी पहिल्यानंतर, ज्या कोणाला कॅन्सर झाला आहे किंवा असाच कोणताही मोठा रोग झाला आहे त्यांना मी स्वच्छेने मुत्र चिकित्सेचा मार्ग स्वीकारण्याचा सल्ला देईन, जेणेकरून तुम्ही या त्रासापासून सुटका होईल आणि तुम्हाला मुत्र चिकित्सेचे लाभ मिळतील, तेही काही खर्च न करता. मी मिडिया आणि सामाजिक संस्थांना देखील मुत्रचिकित्सेबाबत जागरूकता पसरवून मानवजातीच्या कल्यासाठी कार्य करण्याचे आवाहन करते.

विजयालक्ष्मी शेट्टी

ईमेलmoc.oohay@yttehslijiv -

मोबाईल नं.: ९२४११४८३५६

मुत्र चिकित्सेच्या सहाय्याने कर्करोग बरा करा

श्रीमती. विनोद शेट्टी एंडोस्कोपी:- कार्सिनोमा स्टमक

KANVA DIAGNOSTIC SERVICES PVT LTD.
NO. 2/10, Dr. Rajkumar Road, 4th N Block, Rajaji Nagar, Bangalore - 560010

Patient Name	MRS VINODHA	Age	48 years
Patient I D	K635243	Sex	F
Ref.By Doc	Dr. JANARDHAN R	Visit Date	24-Aug-10

UPPER GI ENDOSCOPY REPORT:

INDICATION : Pain abdomen and hemetemesis

FINDINGS :

ESOPHAGUS: Normal. No erosions or hiatus hernia.

STOMACH:

Ulcerative type of growth seen involving the mid body circumferentially with narrowing. Lesion extends proximally along the lesser curve upto the GE junction. Multiple biopsies taken.

DUODENUM:

CAP : Normal. No ulcer.

DII : Normal.

IMPRESSION : CARCINOMA STOMACH

IMAGES:

1. DUODENAL CAP

2. GROWTH

3. FUNDUS

4. ESOPHAGUS

DR.ANAND DOTIHAL,
MD (PGI, CHANDIGARH), DM (DELHI).,
CONSULTANT GASTROENTEROLOGIST

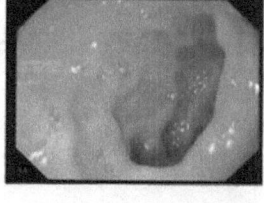
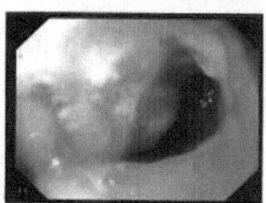
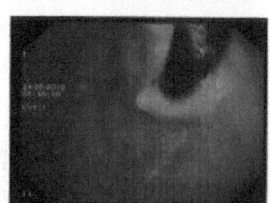
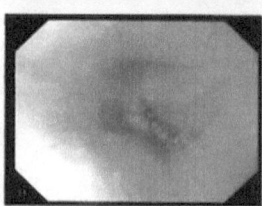

जगदीश आर भूरानी

हिस्टोपॅथोलोजी रिपोर्ट

KANVA DIAGNOSTIC SERVICES PVT LTD
No. 2/10, Dr. Rajkumar Road, 4th N Block,
Rajajinagar, Bangalore- 560010
Phone: 080 – 2313 3838 / 39 /40/41/42/43, 2313 4846, 23134847
Fax: 080 – 2313 3844 E-mail:dr.venkatappa@kanvadiagnostic.com.
Website. www.kanvadiagnostic.com.

Patient Name	Mrs. Vinodha	Age	48 Yrs
Patient I.D.	K635278	Sex	Female
Ref By Doc	Dr. Janardhan R	Date	26/08/2010

HISTOPATHOLOGY REPORT

HPE NO : 843 /2010

SPECIMEN : BIOPSY FROM STOMACH

GROSS EXAMINATION:

Specimen consists of multiple tiny grey white soft tissue bits altogether measuring < 0.5 cms.

MICROSCOPIC EXAMINATION:

Section studied is showing mucosa of the stomach with infiltrating tumour .the tumour is composed of cells arranged in diffuse sheets. The cells are round to columnar having hyperchromatic to vesicular nuclei with nucleoli and moderate amount of cytoplasm. the cells show moderate degree of nuclear pleomorphism with occasional atypical mitosis. There is moderate mixed inflammatory cellular infiltration. Rest of the mucosa and lamina propria is unremarkable.

IMPRESSION: HISTOPATHOLOGICAL FEATURES ARE SUGGESTIVE OF POORLY DIFFERENTIATED ADENOCARCINOMA – STOMACH.

ENCL: ONE SLIDE & BLOCKS
PRESERVE THEM CAREFULLY

Dr. Swarna Shivakumar
MBBS, MD
Pathologist

मुत्र चिकित्सेच्या सहाय्याने कर्करोग बरा करा

सी.ई.सी. टी. छाती, पोट आणि पेल्वीस

FATHER MULLER MEDICAL COLLEGE HOSPITAL
(A Unit of Father Muller Charitable Institutions)
Father Muller Road, Kankanady, Mangalore - 2, India
Phone: 0824-2436301, 2238175   Web: www.fathermuller.com

MR - 33

DEPT. OF RADIO-DIAGNOSIS & IMAGING

NAME : MRS.VINODA SHETTY   AGE: 55 YRS

REF.BY:DR.ROHANGATTY   DATE:16-9-2010

WARD : OP   IP NO :

C.E.C.T. CHEST, ABDOMEN & PELVIS

STOMACH, BOWEL & MESENTRY: Wall thickening seen involving the gastro oesophageal junction and extending along the lesser curvature into the mid body of stomach.

LIVER: The liver is normal in size and shows homogenous parenchymal tissue density. There is no evidence of intrahepatic biliary dilatation. No evidence of focal lesion.

GALL BLADDER: Normal. No calculi.

PANCREAS: The pancreas has a normal size and configuration. The tissue attenuation pattern is normal and there is no evidence of any diffuse or focal pathology. The pancreatic duct is not dilated and there are no pancreatic calculi.

ADRENALS: Both adrenals are normal in size and enhancement.

SPLEEN : Normal in size and show no focal lesion.

KIDNEYS: Both kidneys are normal in size. There is no evidence of calyceal dilatation or calculi.

LYMPHADENOPATHY: Few small and periportal lymphnodes seen. Few pre tracheal and prevascular lymphnodes seen.

FREE FLUID:- Nil

जगदीश आर भूरानी

सी.ई.सी. टी. छाती, पोट आणि पेल्वीस - पृष्ठ-२

FATHER MULLER MEDICAL COLLEGE HOSPITAL
(A Unit of Father Muller Charitable Institutions)
Father Muller Road, Kankanady, Mangalore - 2, India
Phone: 0824-2436301, 2238175   Web: www.fathermuller.com
MR - 33

DEPT. OF RADIO-DIAGNOSIS & IMAGING

BLADDER: Bladder have a normal anatomical configuration. There is no evidence of any intraluminal pathology or thickening of its walls.

UTERUS AND OVARIES: No obvious pathology.

INGUINAL ORIFICES: Normal

ABDOMINAL WALL: Normal

VISUALISED BONES: Normal

Chest:

LUNGS: Both the lungs show a normal bronchial and vascular branching pattern. There is no evidence of any parenchymal lesion.

PLEURA: No evidence of pleural thickening/calcification.

CARDIA & GREAT VESSELS: The heart and mediastinal vascular structures have a normal anatomical configuration. The thoracic aorta and its branches are normal and show no evidence of calcification.

THYROID: Is diffusely enlarged in size.

VISUALISED BONES: The visualized bones of the chest wall and the dorsal spine appears normal.

IMPRESSION:
KNOWN CASE OF CA STOMACH; PRESENT CT SHOWS:
- WALL THICKENING INVOLVING THE GASTRO OESOPHAGEAL JUNCTION AND EXTENDING ALONG THE LESSER CURVATURE INTO THE MID BODY OF STOMACH.
- ENLARGED THYROID.

DR. SAJAN JOY ANDREWS
M.D., D.N.B., F.R.C.R.

६वेळा केमोथेरपीची आवश्यकता आहे आणि खर्च आहे एक लाख रुपये

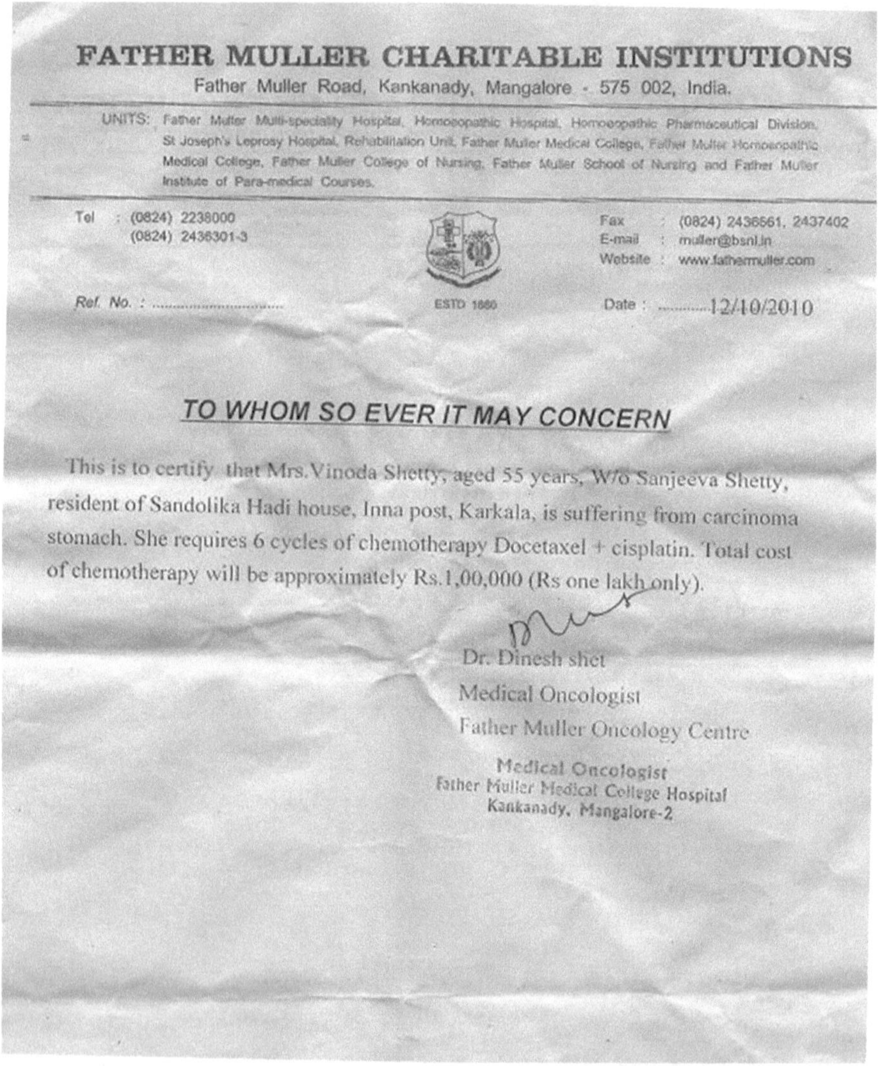

FATHER MULLER CHARITABLE INSTITUTIONS
Father Muller Road, Kankanady, Mangalore - 575 002, India.

UNITS: Father Muller Multi-speciality Hospital, Homoeopathic Hospital, Homoeopathic Pharmaceutical Division, St Joseph's Leprosy Hospital, Rehabilitation Unit, Father Muller Medical College, Father Muller Homoeopathic Medical College, Father Muller College of Nursing, Father Muller School of Nursing and Father Muller Institute of Para-medical Courses.

Tel : (0824) 2238000
(0824) 2436301-3

ESTD 1880

Fax : (0824) 2436661, 2437402
E-mail : muller@bsnl.in
Website : www.fathermuller.com

Ref. No. : ....

Date : 12/10/2010

<u>TO WHOM SO EVER IT MAY CONCERN</u>

This is to certify that Mrs.Vinoda Shetty, aged 55 years, W/o Sanjeeva Shetty, resident of Sandolika Hadi house, Inna post, Karkala, is suffering from carcinoma stomach. She requires 6 cycles of chemotherapy Docetaxel + cisplatin. Total cost of chemotherapy will be approximately Rs.1,00,000 (Rs one lakh only).

Dr. Dinesh shet
Medical Oncologist
Father Muller Oncology Centre

Medical Oncologist
Father Muller Medical College Hospital
Kankanady, Mangalore-2

शस्त्रक्रियेची आवश्यकता आहे आणि खर्च आहे दोन लाख रुपये

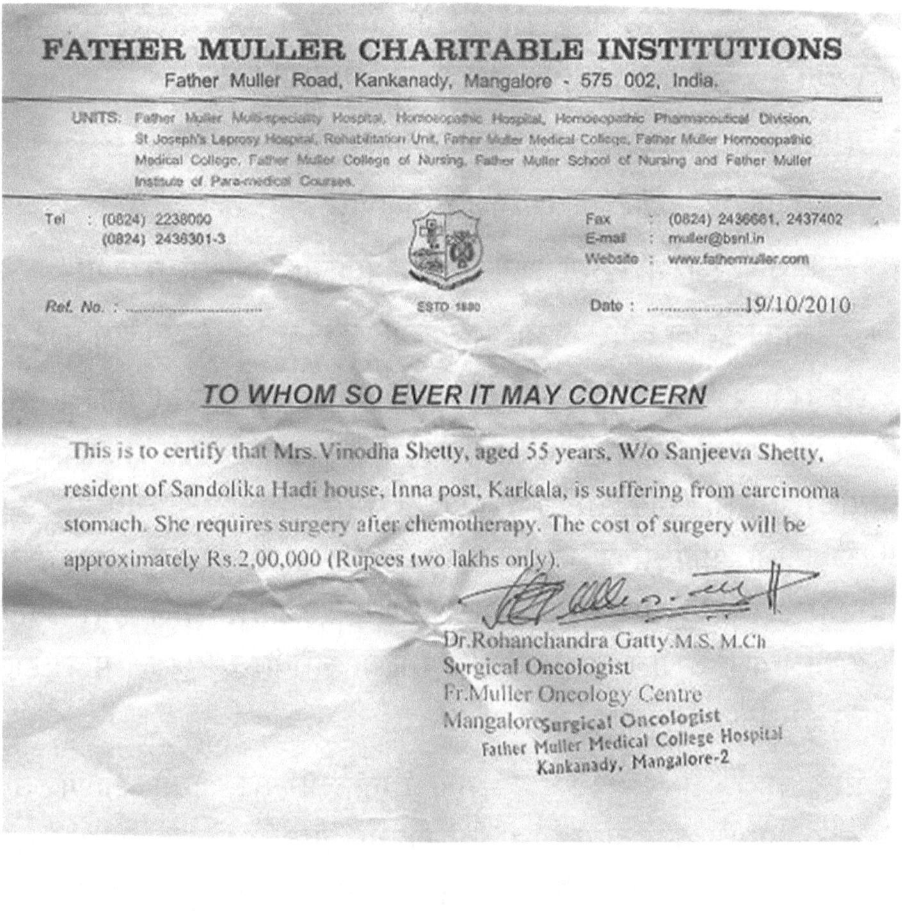

FATHER MULLER CHARITABLE INSTITUTIONS

Father Muller Road, Kankanady, Mangalore - 575 002, India.

UNITS: Father Muller Multi-speciality Hospital, Homoeopathic Hospital, Homoeopathic Pharmaceutical Division, St Joseph's Leprosy Hospital, Rehabilitation Unit, Father Muller Medical College, Father Muller Homoeopathic Medical College, Father Muller College of Nursing, Father Muller School of Nursing and Father Muller Institute of Para-medical Courses.

Tel : (0824) 2238000
(0824) 2436301-3

ESTD 1880

Fax : (0824) 2436661, 2437402
E-mail : muller@bsnl.in
Website : www.fathermuller.com

Ref. No. : ....

Date : 19/10/2010

TO WHOM SO EVER IT MAY CONCERN

This is to certify that Mrs. Vinodha Shetty, aged 55 years, W/o Sanjeeva Shetty, resident of Sandolika Hadi house, Inna post, Karkala, is suffering from carcinoma stomach. She requires surgery after chemotherapy. The cost of surgery will be approximately Rs.2,00,000 (Rupees two lakhs only).

Dr.Rohanchandra Gatty.M.S, M.Ch
Surgical Oncologist
Fr.Muller Oncology Centre
Mangalore

Surgical Oncologist
Father Muller Medical College Hospital
Kankanady, Mangalore-2

प्रशंसापत्र - ५
पॅपिलरी एडेनोकार्सिनोमा (गर्भाशयाचा कर्करोग)

२८ वर्ष वयाच्या, श्रीमती ममता यांना हॉस्पिटलमध्ये दाखल करण्यात आले आणि त्यांच्यावर खालील शस्त्रक्रिया करण्यात आली:-

- स्टेजिंग लेप्रोटोमी (गर्भाशयाचा कर्करोग)
- संपूर्ण हिस्टरेक्टॉमी (गर्भाशय काढणे)
- बायलॅटरल सल्फिंगो ओफेरेक्टॉमी (दोन्ही अंडाशय काढणे)
- आणि इन्फ्रा कॉलिक ओमेनेक्टॉमीव एपेंडेक्टॉमी (एपेंडीक्स काढणे)

नोव्हेंबर २००९ मध्ये, तपासणी आणि विविध चाचण्या झाल्यानंतर तिच्या निदानाचा अहवाल आला: पॅपिलरी एडेनोकार्सिनोमा (गर्भाशयाचा कर्करोग). तिला डॉक्टरांनी पुढच्या ३ महिन्याच्या कालावधीत दर १५ दिवसांनी सहा वेळा केमोथेरपी घेण्याचा सल्ला दिला. शस्त्रक्रिया केल्यानंतर तिच्या पोटात दुखत असे, शरीर अशक्त झाले होते आणि तिला चालायला देखील जमत नव्हते. तिच्या लघवीमधून रक्त पडत होते ज्यावर नियंत्रण मिळवता येत नव्हते.

तिने नोव्हेंबर, २००९ मध्ये मुत्र चिकित्सा सुरु केली आणि सर्व मेडिकल औषधे बंद केली. १० दिवसाच्या आतच तिच्या लघवीमधून रक्त जाणे बंद झाले. पोटदुखी, अशक्तपणा, रक्तस्त्राव आणि इतर समस्यांपासून आराम मिळाला व ती चालू शकत होती.

तिने ३ महिने योग्य प्रकारे उपचार चालू ठेवले आणि ह्या काळात तिला तिच्या सगळ्या वेदनांपासून आराम मिळाला आणि शरीरात उत्साह जाणवू लागला. डॉक्टरांनी तिला नोव्हेंबर २००९ मध्ये केमोथेरपी घेण्याचा

सल्ला दिला होता तरीही केमोथेरपी किंवा इतर कोणत्याही उपचाराशिवाय ती आयुष्य जगत आहे. ती निरोगी आणि स्वस्थ आहे आणि रोजची कामे करण्यात तिला कोणताही त्रास जाणवत नाही. तिचे केसदेखील मजबूत झाले आहेत आणि आता ९ इंचापेक्षा जास्त वाढले आहेत.

मुत्र चिकित्सा केल्यानंतर ती निरोगी आणि स्वस्थ आहे आणि तेव्हापासून आतापर्यंत तिने कोणत्याही डॉक्टर किंवा हॉस्पिटलला भेट दिलेली नाही.

मुत्र चिकित्सेच्या सहाय्याने कर्करोग बरा करा

Bangalore
08-11-2010

My name is Mamtha I am 29 years old. I was admitted in St. Philomena's Hospital stating that I have a cystic mass in my abdomen which was 12 cm. I had to undergo the major operation on 21st October 2009. In that operation I had to remove the Uterus, remove both Ovaries and even remove the appendix. After the operation the diagnosed report came as Ovarian Cancer and the Doctor advised me to undergo for 6 rounds of "Chemotherapy".

I was totally lost a thought that my life is finished. Then my mother told me about Sri Jagdish Bhurani. I and my husband went to meet him personally. He told us about the benefits of Urine Therapy and the proper method of diet, the way of messaging and keeping urine wet pack. Before and after my surgery I had a pain in my Stomach and I was very weak and was not able to walk independently. I also had bleeding while passing Urine.

Once I started Urine Therapy I stopped taking all my medicine and may be within a week all my pain vanished and the bleeding stopped completely. I was feeling strong and I was insisted to continue this treatment for 3 months. I did so and now I am hale and healthy. I did not undergo for Chemotherapy. Now even my Hairs have grown longer say about 9" to 10". Thanks to God to show such a person to me and I thanks to my mom also.

I wish if I had come into contact with Sri Jagdish Bhurani earlier, then I would have not gone for Surgery and also saved the huge amount what my family had to spend in the Hospital. I would suggest other people who are suffering from Cancer that instead of undergoing Surgery they can do this Urine Therapy which does not cost anything and it can be done at home very easily.

(Mamtha)

बंगळूर **०८-११-२०१०**

माझे नाव ममता आहे आणि मी २९ वर्षांची महिला आहे. मला सेंट. फिलोमेनाज हॉस्पिटलमध्ये दाखल करण्यात आले होते कारण माझ्या पोटात १२ सेंटीमीटरचे सिस्टीक मास होते. २१ ऑक्टोबर, २००९ मध्ये मला एक मोठी शस्त्रक्रिया करून घ्यावी लागली. या ऑपरेशनमध्ये माझे गर्भाशय, दोन्ही अंडाशय आणि एपेंडिक्स देखील काढावे लागले होते. ऑपरेशननंतर निकालाचे अहवाल आहे की मला गर्भाशयाचा कर्करोग झाला आहे आणि डॉक्टरांनी मला ६ वेळा केमोथेरपी घेण्याचा सल्ला दिला.

मला वाटत होते की आता माझे जीवनच संपले आहे. मला काय करावे काहीच कळत नव्हते. मग माझ्या आईने मला श्री. जगदीश भूरानी यांच्याबद्दल सांगितले. मी माझ्या पतीसोबत त्यांना प्रत्यक्ष भेटायला गेली. त्यांनी मला मुत्र चिकित्सेचे फायदे सांगितले आणि आहाराची योग्य पद्धत, मालिश करण्याची व ओल्या पट्ट्या ठेवण्याची पद्धत सांगितली. ऑपरेशनपूर्वी व त्यानंतर सुद्धा मला पोटदुखीचा त्रास होत होता, मी खूप अशक्त होती आणि कोणाच्या आधाराशिवाय चालू शकत नव्हती.

जेव्हा मी मुत्र चिकित्सा सुरु केली तेव्हा मी माझ्या सर्व गोळ्या बंद केल्या आणि जवळपास एका आठवड्यातच माझे सगळे दुखणे नाहीसे झाले आणी रक्तस्त्राव बंद झाला. मला अशक्तपणा जाणवत नव्हता आणि मी ३ महिने हा उपचार चालू ठेवण्याचे ठरवले. मी हा उपचार केला आणि आता मी निरोगी व स्वस्थ आहे. मी केमोथेरपी घेतली नाही आणि आता तर माझे केसही ९ ते १० इंच वाढले आहेत. मला अश्या व्यक्तीशी भेट घालून दिल्याबद्दल मी देवाचे व माझ्या आईचे आभार मानते.

मला असे वाटते की जर मला श्री. जगदीश भूरानी यांच्याबद्दल लवकर कळले असते तर कदाचित मला शस्त्रक्रिया करावी लागली नसती आणि माझ्या कुटुंबाने माझ्यासाठी जो काही खर्च केला आहे तो देखील वाचवू

शकली असती. जे लोक कर्करोगाने त्रस्त असतील त्यांना मी हेच सांगेन की ऑपरेशन करण्यापेक्षा तुम्ही मुत्र चिकित्सा करू शकता ज्यासाठी तुम्हाला काहीही खर्च करावा लागणार नाही आणि हे तुम्ही घरच्या घरी अगदी सोप्या पद्धतीने करू शकता.

ममता

जगदीश आर भूरानी

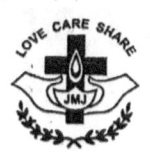

ST. PHILOMENA'S HOSPITAL
No. 4, Campbell Road
Viveknagar P.O., Bangalore - 560 047.
Ph : 4016 4300
Fax : 2557 5704
E-mail : stphilomenashospital@vsnl.net

To whom ever so it may concerned

This is certify that Mrs Manitha J.S. 28 yrs underwent surgery (Staging Laparotomy) for Ovarian tumor on 21.10.09. Total abdominal hysterectomy c̄ Bilateral salphago oopherectomy c̄ infra colic omenectomy c̄ appendectomy were performed. Histopathological report came as papillary serous cystadeno carcinoma.

मुत्र चिकित्सेच्या सहाय्याने कर्करोग बरा करा

डॉक्टरांचे रिपोर्ट: - शस्त्रक्रिया केली आहे आणि केमोथेरपीची आवश्यकता आहे

She needs chemotherapy
after surgery. This is for
your kind information.

7/11/09.
St Phelomena
Hospital.

Sushenas
For Dr Shylaja

ST. PHILOMENA'S HOSPITAL
NO. 4, Campbell Road,
Viveknagar P.O.
BANGALORE - 560 047.

प्रशंसापत्र - ६
त्वचेचा कर्करोग
मुत्र चिकित्सा खरच काम करते!

ही वर्षाची अशी वेळ आहे जेव्हा प्रत्येकाला सूर्यप्रकाशात बसायचे असते आणि थोडेसे टॅन व्हायचे असते, मलाही असेच वाटते.

असे म्हणतात की चांगला शास्त्रज्ञ स्वतःवरच प्रयोग करतो आणि मी सुद्धा तेच केलं.

मी मुत्र चिकित्सेवर संशोधन करत आहे आणि स्वतःवर माझ्या मुत्राचा वापर करून काय परिणाम मिळतात ते पहायचे ठरवले आहे.

मी मागील तीन आठवड्यांपासून सूर्यप्रकाशाचा आनंद घेत आहे आणि मला लक्षात आले की माझी त्वचा लाल झाली आहे, खाज येऊ लागली आहे, उष्णतेमुळे पुरळ येऊन डाग पडले आहेत, पुळ्या त्रासदायक आहेत आणि त्यांच्यामध्ये पू धरला आहे.

मी जराही वेळ न दवडता माझ्या स्वतःच्या मुत्राच्या सत्यतेची परीक्षा घ्यायचे आणि काय परिणाम मिळतो हे स्वतःच्या डोळ्यांनी पहायचे ठरवले.

मी फ्लॅनेलचा वापर करून माझ्या स्वतःच्या मुत्राने माझे शरीर धुतले आणि आश्चर्याची गोष्ट म्हणजे खाज येणे बंद झाले, पुरळ, पू, दुखणे सगळे काही नाहीसे झाले आणि माझी त्वचा स्वच्छ, नितळ आणि पहिल्या पेक्षा मऊ झाली.

आपल्या मुत्रामध्ये काही रासायनिक घटक असतात जे शरीराला बरे करतात. हे त्वचेवर लावता येते किंवा पितादेखील येते. त्वचेचा

कर्करोग आणि त्वचेचे इतर आजार, अंतर्गत संक्रमण व आजार यांच्याशी लढण्यास हे उपयुक्त आहे.

एंजेला ब्राऊन - स्वतंत्र संशोधक

बी.एस्सी (ओनर्स) बायोलॉजीकल सायन्स

angelabrown007an@aol.co.uk

जुलै २१, २०१३

प्रशंसापत्र - ७
पोटाचा कर्करोग व
लिव्हर मेटास्टेसिस - ४थी स्टेज

चौकशी केल्याबद्दल धन्यवाद. होय, आमच्याकडे मुत्रचिकित्सेचे लाभ सांगणारी अनेक प्रशंसापत्रे आहेत.

मी पुन्हा सगळ्यांना भेटून माहिती मिळवण्याचा प्रयत्न करेन आणि शक्य असल्यास फोटो देखील पाठवेन.

माझ्या ६२ वर्षाच्या काकांना ४ थ्या स्टेजचा पोटाचा कर्करोग व लिव्हर मेटास्टेसिस झाले असल्याचे निदान करण्यात आले होते.

त्यांच्या पोटाचा काही भाग काढण्यासाठी ऑपरेशन करायचे ठरले होते पण मी त्यांना त्यांच्या शरीरात तयार होणाऱ्या लघवीचा प्रत्येक थेंब पिण्याचा सल्ला दिला आणि त्यांनी तसे केले.

त्यांनी ४ आठवड्यांनी सर्जरी केली आणि त्यांच्या सर्जनने त्यांना संगितले की त्यांचे लिव्हर बरे झाले आहे आणि आता केमो घेऊन ते चांगले जीवन जगत आहेत आणि तरीही त्यांनी मुत्र चिकित्सा सुरु ठेवली आहे.

एका दुसऱ्या काकीला अनेक युटेरीयन फायब्रोइड्स होते आणि गर्भाशय काढून टाकण्यासाठी त्यांचे ऑपरेशन करायचे ठरले होते. मी त्यांना डिसेंबर २०१२ मध्ये मुत्र चिकित्सेबद्दल सांगितले आणि त्यांचे ऑपरेशन जुलै २०१३ मध्ये होणार होते.

जेव्हा ती ऑपरेशन साठी दाखल झाली तेव्हा तिच्या स्त्रीरोगतज्ज्ञांनी तिची तपासणी केल्यानंतर आणि स्कॅन केल्यानंतर ऑपरेशन रद्द केले आणि तिला ऑपरेशन गरज नाही म्हणून सांगितले. असे अनेक किस्से आहेत, एक कार्यक्रम आयोजित करून, मुलाखत घेऊ आणि तुम्हाला पाठवू.

तसेच आम्हाला बोट्स्वाना मध्ये मुत्र चिकित्सा लॉंच करायची इच्छा आहे म्हणून मला मुत्र चिकित्सेवरील अश्या पुस्तकांची हार्ड कॉपी ऑर्डर करायची आहे.

मार्था क्रिस्टी यांचे युअर ओन परफेक्ट मेडिसिन,

कोएन वो क्रून यांचे द गोल्डन फाऊंटन,

मित्तल सी. पटेल यांचे मिरॅकल्स ऑफ युरीन थेरपी,

जॉन आर्मस्ट्रॉंग यांचे वॉटर ऑफ लाइफ.

माझ्या मित्रांनी लोबटसे वरून फोन केला आहे कारण ते याबद्दल खूप उत्साही आहेत.

माझी दुसरी एक मैत्रीण ज्युलीएट फिरीच्या लग्नाला १६ वर्षे होऊन सुद्धा तिला मुलबाळ होत नव्हते.

मी तिला तुम्हाला ईमेल करून तुमच्याशी या विषयावर बोलण्याचा सल्ला दिला आहे.

स्टॅंपाना ओसेनोत्से

stampana@gmail.com

बोट्स्वाना

जानेवारी १७, २०१४

प्रशंसापत्र - ८
सीएमएल ल्युकेमिया (कर्करोग)

खूप वेगाने सुधारणा होत आहे. माझ्या पांढऱ्या रक्तपेशींची संख्या एका महिन्यात २६५,०००पासून २१९,०००पर्यंत खाली आली होती आणि पुढच्या तीन आठवड्यात १५१,००० पर्यंत खाली गेली.

मी मंगळवारी पुन्हा ब्लड टेस्ट करायचा विचार करता आहे आणि मला आशा आहे की ही संख्या अजून कमी झाली असेल. मी सांगू नाही शकत की मी याबद्दल तुमचा किती आभारी आहे, मला असं वाटत आहे की खूप दिवसानंतर मला पहिल्यांदा बरे वाटत आहे.

जेसन क्लार्क

३ नोव्हेंबर, २०१२

ईमेल क्र. १

तुमचे खूप खूप आभार.

मी आता औषधे पूर्णपणे बंद करण्याचा निर्णय घेतला आहे.

सर्व माहितीवरून असे वाटत आहे की मुत्र चिकित्सा हा रामबाण उपाय आहे.

जेसन क्लार्क

एफसी रिचमंड,

केव्हाय, युनायटेड स्टेट्स

१४ जानेवारी, २०१४

ईमेल क्र. २

प्रशंसापत्र - ९
कर्करोग

मी नियमितपणे सकाळचे पहिले मुत्र सेवन करतो आणि यामुळे खूप उर्जा आणि उत्साह वाटतो. मी सर्व रुग्णांना विनंती करतो की त्यांनी त्यांची लघवी प्यावी करण याचा संबंध थेट तुमच्या आत्म्याशी आहे.

मला वाचकांना हे देखील सांगायचे आहे की मुत्रामुळे माझ्या कर्करोगाचा प्रसार झाला नाही, खूप उशिरा निदान होऊनही माझा रोग पहिल्याच स्टेजमध्ये होता.

धन्यवाद,

राकेश मेहता

जोधपुर

०४ फेब्रुवारी, २०१४

जगदीश आर भूरानी

प्रशंसापत्र - १०
ओठांचा कर्करोग

प्रिय जगदीश जी,

आपण पाठवलेल्या ईमेल बद्दल धन्यवाद. मी काही महिन्यापासून मुत्र चिकित्सा सुरु केली आहे. यापूर्वी मला अनेक समस्या होत्या.

1) माझ्या वरच्या ओठावर बटणाच्या आकाराची गाठ होती. मी बऱ्याच वर्षापासून गुटखा खात असल्याने, मला डॉक्टरांकडे जायची भीती वाटत होती कारण मला माहित होते की हे कर्करोगाचे लक्षण असू शकते. अखेरीस मी टेस्ट करून घेतली व नंतर बायोप्सी केली व माझी भीती खरी ठरली.

2) ऑन्कोलॉजिस्टने संगितले की ही कर्करोगाच्या पूर्वीची स्टेज आहे आणि कोणत्याही क्षणी हा पसरू शकतो. त्याने मला लगेच सर्जरी करून त्यानंतर रेडिएशन थेरपी घेण्याचा सल्ला दिला. माझ्या एका हितचिंतकाने मला तुमच्या वेबसाईटबद्दल संगितले आणि मी सर्जरी आणि रेडिएशन थेरपी ऐवजी मुत्र उपवास करण्याचे ठरवले. पहिल्याच दिवशी अगदी कडक मुत्र उपवास केल्यानंतर माझ्या ओठांवरील गाठ बरीच कमी झाली असल्याचे माझ्या लक्षात आले. २० दिवस मुत्र उपवास केल्यानंतर ही गाठ पूर्णपणे नाहीशी झाली. मी पुढच्या टेस्ट कधी केल्याच नाहीत.

3) माझ्या डाव्या पायाच्या अंगठ्याच्या खालच्या बाजूला थोडे मांस वाढले होते. तिथे एक जखम देखील झाली होती जी बरी होत नव्हती. चालताना या जखमेमुळे मला त्रास होत असे. मी झोपण्यापूर्वी अर्धा तास मूत्रात पाय बुडवून ठेवायचो आणि नंतर

पाय न धुता तसाच झोपायचो जेणेकरून मूत्राचा प्रभाव रात्रभर होत राहेल. ते वाढलेले मांस आणि जखम फक्त ७ दिवसाच्या आत नाहीसे झाले.

4) माझ्या डाव्या डोळ्याने मला जवळचे व्यवस्थित दिसत नव्हते. दुसऱ्या डोळ्याने मात्र चांगले दिसत होते. मी दररोज माझ्या दोन्ही डोळ्यात मुत्राचे काही थेंब टाकत होतो आणि आता माझ्या दृष्टीमध्ये खूप फरक पडला आहे.

तुम्ही मानवतेसाठी जे महान कार्य करत आहात त्यासाठी मी तुमचा आभारी आहे.

दीप खन्ना

capt.d.k.khanna@gmail.com

१७ डिसेंबर, २०१८

मुत्र चिकित्सेवरील निष्कर्ष

"मुत्र चिकित्सा" ही खूप प्राचीन उपचार पद्धत आहे. "स्वयं-मुत्र चिकित्सा" ह्या प्रभावी उपचार पद्धतीचा संदर्भ ५००० वर्ष जुने असलेल्या दामार तंत्र मधील "शिवाम्बू कल्प विधी" मध्ये आढळतो. म्हणजेच ही प्रथा पवित्र हिंदू ग्रंथ, वेदांशी संबंधित आहे.

मुत्र चकित्सिचा संदर्भ आयुर्वेदच्या जवळपास सर्व खंडामध्ये सापडतो. त्याचप्रमाणे ही तांत्रकि योग संस्कृती मधील प्राचीन योग वधिी आहे. ह्या प्रथेला "अमरोली" म्हणतात. अमरोली हा शब्द 'अमर' ह्या शब्दापासून तयार झाला आहे.

प्राचीन पुस्तके आणा वेदांमध्ये मुत्रास "शविाम्बू" म्हटले आहे

याचा (स्वयं मुत्र) अर्थ: शविचे जल. प्राचीन काळी यास "पवत्रि पाणी" म्हणजेच "शविाम्बू" असे नाव दलि.

त्यांच्या म्हणण्यानुसार मुत्र हे दुधापेक्षा अधकि पौष्टकि असते.

"मुत्र चकित्सि" ही प्राचीन उपचार पद्धत आहे जी अत्यंत प्रभावी आणा शक्तशिाली नैसर्गकि उपचार पद्धत आहे.

हा सर्वात प्रभावी नैसर्गकि उपचार आणा सर्वात सुरक्षति उपचार आहे.

याचे कोणतेही दुष्परणिाम नाहीत. हा कर्करोगाला आणा सर्व प्रकारच्या जुनाट आजारांना प्रतबिंध करू शकतो, नयिंत्रति करू शकतो आणा बरा देखील करू शकतो. सर्व प्रकारच्या जुनाट आजारांना बरे करण्यासाठी आणा चांगले आरोग्य राखण्यासाठी ही अत्यंत प्रभावी व पूर्णपणे औषधवरिहीत उपचार पद्धत आहे.

आपल्या जन्मापासूनच देवाने आपल्याला ही अनमोल भेट दलिेली आहे. प्राचीन काळी "मुत्र चकिति्सा" पारंपारकि पद्धतीने केले जात असे. उपचाराची ही पद्धत खूप कठीण होती ज्यामुळे अनेक लोकांना ही चकिति्सा करता येत नव्हती व त्यांना याचे लाभ मळित नव्हते.

मुत्र चकिति्सेचे जास्तीत जास्त लाभ मळिवण्यासाठी, मी योग्य वधिी आणि तंत्राचा अभ्यास केला आहे, तपास केला आहे आणि संशोधन देखील केले आहे, जेणेकरून ही चकिति्सा कर्करोग रोग, सेरेब्रल पाल्सी सारख्या जन्मजात दोषाने त्रस्त लहान मुले व मोठी माणसे करू शकतील आणि याचा लाभ घेऊ शकतील. ही पद्धत अतशिय सोपी असल्याने घरच्या घरी याचा स्वीकार करू शकतो आणि सराव करू शकतो.

अध्याय - २
मुत्र चिकित्सेद्वारे मधुमेहावर नियंत्रण/उपचार

जागतिक आरोग्य संघटनेच्या (WHO) अनुसारः-

२०१५ मध्ये भारतातील जवळपास ६९२ लाख लोकांना मधुमेह होता.

जगभरातील सुमारे ४२२दशलक्ष लोक मधुमेहाच्या समस्येणे त्रस्त आहेत.

मधुमेह हा रोग जगभरातील सर्वात सामान्य रोग आहे.

हे अनेक दीर्घ आजारांचे मूळ मानले जाते.

मधुमेह ही सामान्य हार्मोनल समस्या आहे जिच्यावर वेळेवर उपाय नाही केले तर अंधत्व, मुत्रपिंड निकामी होणे, हार्ट फेल्युर/स्ट्रोक, मज्जातंतूची हानी आणि अवयव गमावणे असे गंभीर विकार होऊ शकतात.

बऱ्याच प्रकरणात जे मधुमेहाचे रुग्ण इन्सुलिन/ तोंडी औषधे घेतात त्यांना अनियंत्रित साखरेच्या लेवलमुळे अनेक आरोग्यविषयक समस्या निर्माण होतात.

मधुमेह नियंत्रित/ बरा करा

मधुमेहाचा सर्वात सामान्य प्रकार म्हणजे टाईप १ मधुमेह आणि टाईप २ मधुमेह.

टाईप १ मधुमेह सामान्यतः लहान मुले, तरुण यांच्या मध्ये आढळून येतो पण हा कोणत्याही वयात होऊ शकतो.

टाईप २ मधुमेह बहुधा मध्यमवयीन किंवा वृद्ध लोकांमध्ये आढळतो. टाईप २ मधुमेह हा जास्त सामान्य प्रकारचा मधुमेह आहे.

टाईप १ मधुमेह व टाईप २ मधुमेह झालेल्या लोकांना जगण्यासाठी आयुष्यभर इन्सुलिन/ तोंडी औषधे नियमितपणे घ्यावी लागतात.

वैद्यकीय शास्त्रानुसार मधुमेह बरा होऊ शकत नाही किंवा उलटवता येत नाही.

ज्यांना मधुमेह झालेला आहे ते लोग आयुष्यभर मधुमेहाचे रुग्णच बनून राहतात.

"मुत्र चिकित्सा" ही अतिशय प्रभावी अशी प्राचीन उपचार पद्धत आहे.

यामुळे मोठ्या प्रमाणावर इन्सुलिन/ तोंडी औषधे घेण्याचे प्रमाण कमी करता येते.

मुत्र चिकित्सा मधुमेह नियंत्रित/बरा करते आणि परतवून लावते.

हा सर्वात सोपा/सुरक्षित असा नैसर्गिक उपाय आहे.

मधुमेहामुळे उद्भवणाऱ्या हृद्यविकार, उच्च रक्तदाब आणि डायबेटिक रेटीनोपॅथीइतर सारख्या इतर गुंतागुंतीच्या समस्यांपासून देखील "मुत्र चिकित्सा" संरक्षण देते.

ही चिकित्सा अनियंत्रित मधुमेहामुळे होणाऱ्या समस्यांना प्रतिबंध करते आणि स्वस्थ आयुष्य जगण्यास मदत करते.

टाईप २ मधुमेह असणाऱ्या रुग्णांचा मधुमेह ३ आठवड्यात (२१ दिवसात) नियंत्रित होतो आणि औषधे घेण्याचे प्रमाण भरपूर कमी होते.

टाईप २ मधुमेह केवळ २ महिन्यात (६० दिवसात) बरा करता येतो.

रुग्णांचा मधुमेह परतवला जातो आणि आते कोणत्याही आरोग्यविषयक समस्येचा प्रतिबंध केला जातो. ते मुत्र चिकित्सा सुरु ठेऊ शकतात.

ते इन्सुलिन आणि तोंडी औषधांवर अवलंबून न रहाता निरोगी आयुष्य जगू शकतात.

त्यांना आता इन्सुलिन/तोंडी औषधे घेण्याची अजिबात गरज नाही.

टाईप १ मधुमेह असणारे रुग्ण सुद्धा त्यांचा मधुमेह ३ आठवड्यात (२१ दिवसात) नियंत्रित करू शकतात आणि त्यांचे औषधे घेण्याचे प्रमाण खूप कमी होईल.

त्यांनी मुत्र चिकित्सा सुरु ठेवली पाहिजे: ते सुद्धा मधुमेहापासून सुटका करून घेऊ शकतात.

दीर्घ कालावधीसाठी ही चिकित्सा केल्यानंतर टाईप १ च्या मधुमेहाचे रुग्ण देखील बरे होऊ शकतात.

मला १५ वर्षांपासून टाईप २ मधुमेह होता आणि मधुमेहासाठी दोन गोळ्या घेत होतो, एक सकाळी आणि एक रात्री. मी जेव्हाही ग्लूकोमीटर मध्ये माझ्या रक्तातील साखर तपासली तेव्हा नेहमी १३० mg/dl आणि २५० mg/dl मध्ये रीडिंग मिळत होते.

मी मुत्र चिकित्सेचा मार्ग अवलंबला आणि माझ्या पुस्तकामध्ये दिल्याप्रमाणे आहार आणि सूचनांचे पालन केले. उपचाराच्या ४० दिवसातच माझ्या रक्तातील साखरेचे प्रमाण सामान्य झाले म्हणजे १०० mg/dl ते १३० mg/dl झाले आणि तेही मधुमेहाची तोंडी औषधे न घेता. मी माझा मधुमेह परतून लावला आहे.

"मधुमेह" नियंत्रित व बरे करण्याची उपचार पद्धत

जर योग्य प्रकारे केले आणि संतुलित हलका आहार घेतला तर मुत्र चिकित्सेच्या सहाय्याने मधुमेह नियंत्रित/बरा करता येतो.

सुरवातीला मधुमेहाच्या रुग्णाला मुत्र चिकित्सेसोबत ते घेत असलेली तोंडी औषधे व इन्सुलिन घ्यावे लागते. मधुमेहाच्या रुग्णाला रक्तातील साखरेच्या प्रमाणावर लक्ष ठेवावे लागते आणि हळूहळू औषधे आणि इन्सुलिन कमी करावी लागतात.

ज्या लोकांना मधुमेह आहे त्यांनी दिवसातून तीनदा म्हणजे, न्याहारी, दुपारचे जेवण व रात्रीचे जेवण झाल्यावर ग्लूकोमीटरच्या सहाय्याने रक्तातील साखरेचे प्रमाण तपासावे. जेव्हा त्यांच्या रक्तातील साखर ७० mg/dl किंवा त्याहून कमी होईल तेव्हा त्यांनी औषधे घेणे कमी करावे. टाईप २ मधुमेह असणारे जे रुग्ण दिवसातून २ गोळ्या घेतात ते १/२ गोळी कमी घेऊ शकतात म्हणजेच २५% डोस कमी करू शकतात.

टाईप १ मधुमेह असणारे जे रुग्ण २० युनिट इन्सुलिन घेतात ते ५ युनिट्स म्हणजे २५% डोस कमी करू शकतात. त्यांना १० ते १५ दिवसात लाभ नक्की मिळेल.

वरील सोप्या पद्धतीने लोक त्यांच्या रक्तातील साखर नियंत्रित करू शकतात व बरे होऊ शकतात. त्यांना १० दिवसातच त्यांच्या रक्तातील साखरेचा स्तर सुधारत असल्याचे आढळून येईल.

मुत्र चिकित्सेच्या सोबत कोर्स उपचार घेताना :-

टाईप २ मधुमेह असलेले रुग्ण औषधे न घेता ६० दिवसात बरे होऊ शकतात.

टाईप १ मधुमेह असलेले रुग्ण इन्सुलिनचे कमी युनिट्स घेऊन २१ दिवसात मधुमेह नियंत्रित करू शकतात. आणि ३ ते ६ महिन्याच्या कालावधीत ते मधुमेह बरा करू शकतात.

मधुमेह नियंत्रित/बरा करण्याची सुरक्षित व सोपी पद्धत

१) पहाटे: १ लिटर गरम/कोमट पाणी प्या (४ ग्लास x २५० मिली)

पाणी हळूहळू प्या. तुम्ही ४ ग्लास पाणी पिण्यासाठी एक तास घेऊ शकता.

जर तुम्ही ४ ग्लास पाणी पिऊ शकत नसाल तर २ ग्लास घ्या आणि हळूहळू प्रमाण वाढवत जा.

२) सकाळी पाण्यासोबत लसणीच्या २ पाकळ्या गिळून खा.

यानंतर एका तासाने (६० मिनिटांनी) नाश्ता करा.

दिवसभर आणि रात्री मिळून ४ वेळा (४ ग्लास x २५० मिली) ताज्या मुत्राचे सेवन करा.

रात्री झोपण्यापूर्वी २ ग्लास पाणी प्या आणि मध्यरात्री किंवा सकाळी मुत्राचे सेवन करा.

एक दिवसाआधीच्या मुत्राने सकाळी संपूर्ण शरीराला मालिश करा.

अर्ध्या तासानंतर गरम पाण्याने आंघोळ करा.

तेल आणि मिरचीचा वापर न करता हलका व संतुलित आहार घ्या. (किंवा तुम्ही यांचा वापर कमी प्रमाणात करू शकता)

साखर, दूध, चहा, कॉफी, बेकरी किंवा दुग्धजन्य उत्पादने खाऊ नका.

नाश्ता:-

१) एक हिरवे सफरचंद किंवा हिरवे पेअर

३) एक ग्लास ताक प्या.

दुपारचे जेवण:- बाजरीची लापशी/ भात घरी बनवलेले हलके अन्न.

संध्याकाळी:- एक किवी किंवा संत्र

रात्रीचे जेवण:-

१) एक वाटी मोड आलेले मुग, लिंबू पिळून.

२) घरी बनवलेले हलके अन्न, तुम्ही टोफू, सोया पनीर देखील खाऊ शकता.

आठवड्यातून एक दिवस उपवास करणे सुरवात करा.

उपवास करत असलेल्या दिवशी मधुमेहाच्या रुग्णांनी तोंडी औषधे / इंजेक्शन घेऊ नयेत.

ते मुत्र चिकित्सेसोबत, रक्तदाब, हृद्य आणि इतर आजारांसाठी आवश्यक असणारी औषधे/ गोळ्या घेऊ शकतात.

जय लोकांना मुत्र उपवास करणे शक्य नसेल, ते पुढीलप्रमाणे करू शकता:-

दुपारचे जेवण:- एक हिरवे सफरचंद किंवा हिरवा पेअर

रात्रीचे जेवण:- एक हिरवे सफरचंद किंवा हिरवा पेअर आणि एक वाटी मोड आलेले मूग

२००७ साल पासून मी पुढील ठिकाणी अनेक वर्षे पाठवली आहेत:-

कर्नाटक राज्य सरकार, एड्ज प्रिवेन्शन सोसायटी, बंगळूर

कर्नाटकचे राज्यपाल, बंगळूर

आयुष, आरोग्य आणि कुटुंब कल्याण विभाग, बंगळूर

प्रधान सचिव, आरोग्य आणि कुटुंब कल्याण विभाग, बंगळूर

भारतीय वैद्यकीय संशोधन परिषद, नवी दिल्ली

राष्ट्रीय एड्ज नियंत्रण संस्था दिल्ली,

केंद्रीय आरोग्य मंत्री, दिल्ली

आणि बंगळूर व दिल्ली मधील अनेक आरोग्य विभागांना

मी पुढील व्यक्तींना पत्रांसोबत माझ्या "मुत्र चिकित्सेचे नैसर्गिक फायदे" ह्या पुस्तकाच्या प्रती देखील पाठवल्या आहेत:

भारताचे राष्ट्रपती, दिल्ली

भारताचे उप-राष्ट्रपती, दिल्ली

भारताचे पंतप्रधान, दिल्ली

कर्नाटकचे राज्यपाल, बंगळूर

कर्नाटकचे मुख्यमंत्री, बंगळूर

आणि विविध राजकीय नेत्यांना देखील पत्र पाठवून विनंती केली आहे की त्यांनी मुत्र चिकित्सेबद्दल जागरूकता निर्माण करून याचा प्रचार करावा आणि लाखो लोकांचे प्राण वाचवावेत

मुत्र चिकित्सेच्या साहाय्याने कर्करोग बरा करा

यांना पाठवलेल्या पत्राची कॉपी:
उपसंचालक, राष्ट्रीय एड्ज नियंत्रण संस्था,
नवी दिल्ली.

JAGADISH.R.BHURANI,
Galaxy Plaza,
254, S.C.Road,
Bangalore-560 009
M: 93428 72578

Date:30.08.2007

The Deputy Director,
Laboratory Services and R & D Division,
National AIDS Control Organisation,
9th Floor, Chandralok Building,
36, Janapath, New Delhi-110 001.

Dear Sir/ Madam,

Sub : To Control and cure HIV / AIDS Disease and to relieve the pain and suffering of the Patients by "URINE THERAPY TREATMENT".

Ref : Letter No.KSAPS/ SVRV/ 10/2007-08 Dt.24.08.2007, Bangalore.
****

With reference to the above, letter No.KSAPS/ SVRV/ 10/2007-08 Dt.24.08.2007, forwarded to you by Karnataka State AIDS Prevention Society, Bangalore, I would like to submit the further clarification on Urine Therapy Treatment.

God has provided us with all the natural amenities like air, water, Sun, etc., which are most essential for our body, similarly the God has also provided us with the natural gift within our body known as Urine. "The Divine Nectar" which has the miracle healing power to control and cure all kind of disease and keep us hale and healthy.

It is well known fact that some persons drink cow's urine and they find some relief from pain and sufferings. Cow's urine is known as "Sacred Urine", but the persons cannot drink cow's urine in large quantity. Whereas the persons can drink own urine (Auto Urine) and water in unlimited quantity to cure themselves.

Urine Therapy is the alternative medicine which can cure / control all kind of diseases. Urine is the best remedy for external and internal disease of the body. Urine re-builds the vital organs of Brain, Heart, Lungs, Pancreas, Liver, Kidneys etc., which becomes damage due to the disease.

……..2

that if minimum 15 -20 patients (or any number of patients) agree to accept Urine Therapy willingly and adopt in cheerful manner to achieve the divine/ miracle benefits from Urine Therapy, you may kindly register their names and intimate to me. I shall provide my free service to the patients and visit personally at your selected centre/ Place, at Bangalore. I shall advice them the necessary light diet/ juices and provide them with proper guidance to control/ cure their disease in the proper manner.

Your organisation may also appoint one Qualified Doctor who can keep the patients under his supervision and conduct medical test to observe the progress of the Patient's health.

The support of your organisation, for the awareness of the benefit of Urine Therapy will help to relieve the pain and suffering of large number of people.

I sincerely hope that your organisation will accept my free service to relieve pain and sufferings of the mankind.

Yours sincerely,

(JAGADISH.R.BHURANI)
Mob: 93428 72578

CC to:

1. Dr.Suresh K. Mchammed, NPO (ICTC),
   National AIDS Control Organisation,
   9th Floor, Chandralok Building,
   36, Janapath, New Delhi-110 001.

2. The Project Director,
   Karnataka State AIDS Prevension Society,
   No.4/13-1, Crescent Road,
   High Grounds, Bangalore-560 001.,

जगदीश आर भूरानी

यांना पाठवलेल्या पत्राची कॉपी:

डॉ. संध्या काब्रा, राष्ट्रीय एड्ज नियंत्रण संस्था, नवी दिल्ली

Gmail - Control and Cure Of HIV / AIDS through "Urine Therapy Treatment" Page 1 of 1

Mail Calendar Documents Photos Groups Web more ▾ jbhurani@gmail.com | Settings | Help | Sign out

Gmail by Google BETA

Search Mail | Search the Web | Show search options | Create a filter

Compose Mail

Inbox
Starred
Chats
Sent Mail
Drafts
All Mail
Spam
Trash

Contacts

▾ Quick Contacts

Search, add, or invite

Jagdish Bhurani
Set status here

Chats are saved searchable. Learn more

skabra

Add contact Show all

▾ Labels

Edit labels

▾ Invite a friend
Give Gmail to:

Send Invite 50 left
preview invite

FreeDerm Eczema Cure - www.FreeDerm.com - Use FreeDerm For Your Worst Ecze

« Back to Sent Mail More actions... 1 of 1

Control and Cure Of HIV / AIDS through "Urine Therapy Treatment"

Jagdish Bhurani show details 12:15 pm (0 minutes ago) Reply

To,
Dr. Sandya Kabra
Laboratory Services and R & D Division,
National AIDS Control Organisation,
9th Floor, Chandralok Building,
36, Janapath, New Delhi - 110001

Dear Madam,

Sub : To Control and Cure HIV / AIDS Disease and to relieve the pain and suffering of the Patients through "Urine Therapy Treatment"

Ref : My letter dated 30-08-2007

Further to my above letter and my personal talk with you over telephone on 13-09-2007, you had informed me that my above referred letter has been forwarded to the concerned department and the copy of the said letter will be posted by me.

I would request you to kindly send me a copy of the said letter to enable me to contact the concerned department.

I would like to submit that I have treated Patients with certain Chronic Diseases which cannot be cured by Medical Treatment.

There are some / certain Chronic Diseases which are not curable according to the Medical Science and the Doctors give up their hopes to cure such Diseases. However, the Natural Gift i.e. "Urine" which is a Gift Of God known as the "Divine Nectar" can Control / Cure all the Diseases and Relieve the pain and sufferings of the Man kind.

HIV / AIDS Patients who Accept and Adopt this "Urine Therapy Treatment" will improve their Immunity System and their pain and sufferings (i.e. Muscle Weakness, Body Pain, Fever, Cough, etc) will be Reduced and Controlled with a shot period of 30 days.

All the Aliments / Diseases subject to from the very Birth can be Controlled / Cured by Natural "Urine Therapy Treatment" which has the Miracle Healing Power.

The support of your Organisation to Recognise the "Benefits Of Urine Therapy Treatment" and the Awareness of this treatment among the General Public will Help Millions Of People to Relieve their and Sufferings.

Thanking You,

http://mail.google.com/mail/?auth=DQAAAHIAAABsEbeq1SvClvN9F4TVYmpyZPko5 ... 9/29/2007

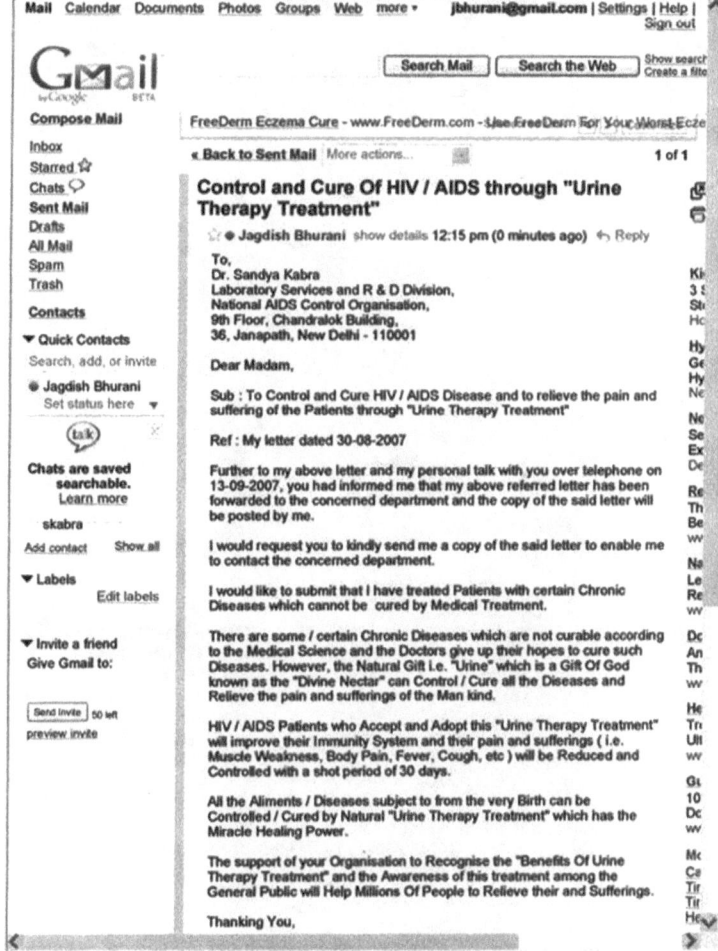

मुत्र चिकित्सेच्या सहाय्याने कर्करोग बरा करा

यांना पाठवलेल्या पत्राची कॉपी:
डॉ. दिपाली मुखर्जी, भारतीय वैद्यकीय संशोधन परिषद, नवी दिल्ली

Gmail - Control and cure of HIV / AIDS, Cancer, Kidney Failure, Heart Problems, Motor... Page 1 of 13

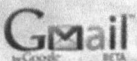

Jagdish Bhurani <jbhurani@gmail.com>

Control and cure of HIV / AIDS, Cancer, Kidney Failure, Heart Problems, Motor Neuron Disease, Muscular Dystrophy and all other Chronic Diseases with "URINE THERAPY TREATMENT".

Jagdish Bhurani <jbhurani@gmail.com>　　　　　　Mon, Nov 5, 2007 at 10:54 A
To: dipalimukherji@hotmail.com, mukherjeed@icmr.org.in
Cc: headquarters@icmr.org.in, icmrhqds@sansad.nic.in, gangulynk@icmr.org.in, sandhyakabra@gmail.com

JAGDISH.R.BHURANI,　　　　　　　Mob: 93428 72578
Galaxy Plaza,　　　　　　　　　　　E-Mail :jbhurani@gmail.com
254, S.C.Road,
Bangalore-560 009

　　　　　　　　　　　　　　　　　　Date:05.11.2007

To
Dr.DEEPALI MUKHERJEE,
Senior D.D.G.
Indian Council of Medical Research,
42, Ansari Nagar,
New Delhi - 110 029
dipalimukherji@hotmail.com
mukherjeed@icmr.org.in

Dear Madam,

　　Sub : Control and cure of HIV / AIDS, Cancer,
　　　　　Kidney Failure, Heart Problems, Motor
　　　　　Neuron Disease (M.N.D.) Muscular
　　　　　Dystrophy and all other Chronic Diseases
　　　　　with "URINE THERAPY TREATMENT".
　　Ref : Letter No.T-11020/ 108(77) / 2007- NACO (R &
　　　　　D) dt.10.09.2007.
　　　　　　　* * * * * * * *

　　With reference to the above, letter No.
T-11020/108(77)/2007 - NACO (R&D) Dt.10.09.2007, forwarded to you
by Government of India, Ministry of Health and Family Welfare, National

http://mail.google.com/mail/?ui=1&view=lg&msg=1160e448ad3251e4　　　11/6/2007

जगदीश आर भूरानी

यांना पाठवलेल्या पत्राची (१२ पृष्ठ) कॉपी:
डॉ. दिपाली मुखर्जी, भारतीय वैद्यकीय संशोधन परिषद, नवी दिल्ली

---

and cure their disease.

The patients who accepts and adopts this "Urine Therapy Treatment" will improve their immunity system and their pains and sufferings will be reduced and controlled within the short period of 10-15 days. The patients will realise / achieve the additional improvement in their healthy every 7 days (week).

The I.C.M.R. may also Depute the Doctor from your research department who can conduct the medical test and observe the progress of the physical health of the patients day by day.

I sincerely request "The I.C.M.R." department to kindly Recognise the Urine Therapy Treatment and also Create 100% awareness of the benefits of Urine Therapy which will definitely help millions and millions of people across the country to relieve the pain and suffering of the man kind.

With regards,

Jagdish R.Bhurani

Copy to :

1. **Dr.Anbumani Ramadoss,**
   President
   Union Minister of Health & Family Welfare,
   Govt. of India, Nirman Bhawan,
   New Delhi - 110 011.
   Ph: 91-11-26588662
   email: headquarters@icmr.org.in, icmrhqds@sansad.nic.in

2. **Prof. N.K.Ganguly,**
   Director General,
   Indian Council of Medical Research,

यांना पाठवलेल्या पत्राची कॉपी:

डॉ. अंबुमणी रामदास, अध्यक्ष आयसीएमआर, केंद्रीय मंत्री, आरोग्य व कुटुंब कल्याण, नवी दिल्ली

JAGDISH.R.BHURANI,
Galaxy Plaza,
254, S.C.Road,
Bangalore-560 009

Mob: 93428 72578
E-Mail :jbhurani@gmail.com

Date : 20.11.2007

To,
Dr.Anbumani Ramadoss,
President, I.C.M.R.
Union Minister of Health & Family Welfare,
Govt. of India, Nirman Bhawan,
New Delhi- 110 011.

Hon'ble Minister,

Sub : Control and cure of HIV / AIDS, Cancer, Kidney Failure, Heart Problems, Motor Neuron Disease (M.N.D.) Muscular Dystrophy and all other Chronic Diseases with "URINE THERAPY TREATMENT".

* * * * * *

I have forwarded E-Mail / Letter dt:05.11.2007 to Dr.DEEPALI MUKHERJEE, Senior D.D.G., ICMR, New Delhi, the copy of the said letter is enclosed herewith for your reference.

I would request you to kindly kead the Contents of the above letter personally, and issue the Necessary instructions to the Concerned Authorities to Recognise and Create Awaress of Urine Therapy Treatment.

I sincerely hope that your Necessary and Appropriate Instructions to Recongnise the Urine Therapy Treatment and also to Create 100% Awaress of the Benefits of Urine Therapy for the Welfare of the People, will definitely help Millions and Millions of persons, and Relieve the Pain and Sufferings of the Mankind.

With regards,

J.R. Bhurani.

(JAGDISH.R.BHURANI)

यांना पाठवलेल्या पत्राची कॉपी:

श्रीमती, प्रतिभा पटेल, भारताच्या राष्ट्रपती, न्यू दिल्ली

JAGDISH.R.BHURANI,
Galaxy Plaza,
254, S.C.Road,
Bangalore-560 009

E-Mail :jbhurani@gmail.com
Mob: 93428 72578

Date: 04.08.2008

To

Smt. Prathiba Patel
President of India,
New Delhi.

Your Excellency,

I have enclosed herewith the copy of the Article on Control and Cure of Cancer and Kidney problems with **"URINE THERAPY'**.

I have also enclosed one C.D. on the recorded statement of

3) Dr.K.C.Ballal who has been referring his patients suffering from various kinds of Chronic Disease.

4) The patient and the related persons of the patient. Who have gained benefits from Urine Therapy.

I would request you to kindly provide your moral support to create the awarness and join hands to educate people on the benefits of Urine Therapy for the welfare of the Mankind.

Yours sincerely,
J R Bhurani.
Jagdish R.Bhurani.

मला शासकीय विभागाकडून पुढील पत्रे मिळाली आहेत

---

१) डॉ. शालिनी रजनीश, आय.ए.एस. सरकारी सचिव, आरोग्य आणि कुटुंब कल्याण विभाग, बंगळूर यांनी दाद दिली आहे आणि यांना शिफारस पत्र पाठवले आहे:-

श्री. वैद्य कोटेचा, स्पेशल सेक्रेटरी,

आयुष मंत्रालय, भारत सरकार, नवी दिल्ली

२) चंद्रेश सोना:-

पंतप्रधान कार्यालय, नवी दिल्ली, यांचे उपसचिव

यांनी हिंदी पुस्तक “मूत्र चिकित्सा के प्राकृतिक लाभ” सोबत पत्र मिळाल्याची पोचपावती दिली आहे

३) उपराष्ट्रपतींच्या सचिवालयातील सचिव यांनी पत्र पुढे पाठवले:-

सचिव (आरोग्य), आरोग्य आणि कुटुंब कल्याण मंत्रालय, नरीमन भवन, नवी दिल्ली

४) एन. युवराज:-

भारताचे उपराष्ट्रपती यांचे खाजगी सचिव

यांनी, पत्रासोबत “मुत्र चिकित्सेचे नैसर्गिक लाभ” हे पुस्तक इंग्रजी, हिंदी आणि कन्नड भाषेत मिळाल्याची पोचपावती दिली आहे

५) लोकसभा सचिवालय,

पार्लमेंट हाउस एनेक्स, नवी दिल्ली

तर्फे यांच्याकडे पत्र पाठवले आहे:-

श्री वैद्य राजेश कोटेचा, सेक्रेटरी,
आयुष मंत्रालय, भारत सरकार, नवी दिल्ली

६) जनसंपदा, कर्नाटक सरकार
तर्फे पत्र यांच्याकडे पाठवण्यात आले आहे:-
आरोग्य आणि कुटुंब कल्याण विभाग,
आयुक्त, आरोग्य आणि कुटुंब कल्याण विभाग, बंगळूर

मुत्र चिकित्सेच्या सहाय्याने कर्करोग बरा करा

यांच्या कडून आलेल्या पत्राची कॉपी:-

डॉ. शालिनी रजनीश, आय.ए.एस. सरकारी सचिव आरोग्य आणि कुटुंब कल्याण विभाग, बंगळूर

तर्फे यांच्याकडे पत्र पाठवले गेले:-

श्री. वैद्य कोटेचा, स्पेशल सेक्रेटरी, आयुष मंत्रालय, भारत सरकार, नवी दिल्ली

Dr. SHALINI RAJNEESH, I.A.S.,
Principal Secretary to Government
Health and Family Welfare Department

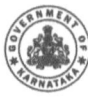

Tel: 080-2225 5324
080-2203 4234
Fax: 080-2235 3916
E-mail: prs-hfw@karnataka.gov.in
Room No. 105, First Floor
Vikasa Soudha, Dr. B.R. Ambedkar Veedhi
Bengaluru-560 001

GOVERNMENT OF KARNATAKA

D.O. No. HFW 750 PRS 2017 Date: 16.09.2017

Dear Sir,

I am pleased to share the work of Dr. Bhurani in URINE THERAPY to CONTROL / CURE CANCER, HIV, Diabetes, Psoriasis, Arthritis, Constipation, Cerebral Palsy, Obesity, Skin Problem and all Chronic Diseases.

Sri. Jagdish R Bhurani is the Author of the Book "Natural Benefits of URINE THERAPY". The Book is published in English, Hindi, Kannada, and Tamil. It contains all the details of method of treatment, diet and the necessary instructions. It contains about 75 testimonials of the patients who have adopted Urine Therapy and gained Bbnefits.

He has also put up the Website: www.urinetherapy.in, where in about 4 Lakh people have visited his site and achieved benefits.

Sri. Jagdish R Bhurani has requested to:

- recognize and promote URINE THERAPY
- create awareness and educate people on the benefits of Urine Therapy.

Urine therapy can save millions of life and relieve the suffering of mankind.

According to him, it is the safest method of treatment and it does not have any side effects. It is FREE OF COST and can be adopted at home. It can relieve the sufferings of the mankind and save millions of life.

Urine Therapy (SHIVAMBU) is the ancient method of treatment which has been continuing from generation to generation. Reference of Urine Therapy is found in almost all the volume of Ayurveda. It is also the ancient method of Yoga practice.

I request AYUSH Department to instruct the Scientific Research Department to conduct a study on Urine Therapy and find the Scientific evidence on the claim of Mr. Jagdish Bhurani. If convinced, the benefits could be shared with people at large.

With regards,

Yours sincerely,

Sd/-
(Dr. Shalini Rajneesh)

Encl: - 2 Books in English and Hindi
"Natural Benefits of Urine Therapy"

Shri. Vaidya Rajesh Kotecha,
Special Secretary, Ministry of AYUSH,
Government of India, AYUSH Bhavan, Block-B, GPO Complex,
INA, New Delhi-110023.

Copy:-Jagdish R Bhurani Email: jbhurani@gmail.com

(Dr. Shalini Rajneesh)

जगदीश आर भूरानी

यांच्या द्वारे मिळालेल्या पत्राची कॉपी:-

चंद्रेश सोना:-

पंतप्रधान कार्यालय, नवी दिल्ली, यांचे उपसचिव यांनी हिंदी पुस्तक "मूत्र चिकित्सा के प्राकृतिक लाभ" सोबत पत्र मिळाल्याची पोचपावती दिली आहे

Chandresh Sona
Deputy Secretary

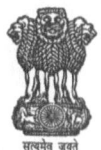

No. 3631762/DS(P)/Desp/2016
प्रधान मंत्री कार्यालय
नई दिल्ली - 110011
PRIME MINISTER'S OFFICE
New Delhi - 110011

02 September, 2016

Dear Shri Bhurani Ji,

    I am desired to acknowledge with thanks, the receipt of your letter dated July 11, 2016 addressed to the Prime Minister alongwith a book titled 'मूत्र चिकित्सा के प्राकृतिक लाभ' written by you.

                                                  Yours sincerely,

                                                 (Chandresh Sona)

Shri Jagdish R. Bhurani
Email: jbhurani@gmail.com

मुत्र चिकित्सेच्या सहाय्याने कर्करोग बरा करा

यांच्या द्वारे मिळालेल्या पत्राची कॉपी:-

उपराष्ट्रपतींच्या सचिवालयातील सचिव यांनी पत्र पुढे पाठवले:- सचिव (आरोग्य), आरोग्य आणि कुटुंब कल्याण मंत्रालय, नरीमन भवन, नवी दिल्ली

अवर सचिव
UNDER SECRETARY

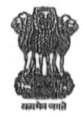

उप-राष्ट्रपति सचिवालय
VICE-PRESIDENT'S SECRETARIAT
नई दिल्ली/NEW DELHI - 110011
TEL.: 23016344/23016422 FAX : 23018124

VPS/R- 06.09.2018/US

06th September, 2018

The Secretary (Health)
Ministry of Health and Family Welfare
Nirman Bhawan
New Delhi.

Sir,

I am enclosing herewith a representation dated 27th August, 2018 of Sh. Jagdish R. Bhurani R/o D.1202, Mantri Elegance, Bannerghatta Main Road, Bangalore – 560076, which is self explanatory, for appropriate attention.

Action taken may kindly be communicated to the petitioner under intimation to this Secretariat.

Yours faithfully

(HURBI SHAKEEL)

Encl: As Above

Copy to: Sh. Jagdish R. Bhurani R/o D.1202, Mantri Elegance, Bannerghatta Main Road, Bangalore – 560076. You are further requested to kindly contact the above mentioned addressee for further clarification on this matter.

Hurbi Shakeel

(HURBI SHAKEEL)

जगदीश आर भूरानी

यांच्या द्वारे मिळालेल्या पत्राची कॉपी:-

एन. युवराज:-

भारताचे उपराष्ट्रपती यांचे खाजगी सचिव

यांनी, पत्रासोबत "मुत्र चिकित्सेचे नैसर्गिक लाभ" हे पुस्तक इंग्रजी, हिंदी आणि कन्नड भाषेत मिळाल्याची पोचपावती दिली आहे

एन. युवराज, भा. प्र. से.
N. YUVARAJ, IAS

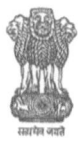

भारत के उप-राष्ट्रपति के निजी सचिव
PRIVATE SECRETARY
TO THE VICE-PRESIDENT OF INDIA
नई दिल्ली/NEW DELHI - 110011
TEL.: 23016344 / 23016422 FAX : 23018124
ps-vps@nic.in

September 11, 2018

Dear ~~Madam~~ Sir,

Namaskar!

The Hon'ble Vice President of India has acknowledged with thanks your letter dated August 27, 2018 along with a copy each of the book titled 'Natural Benefits of Urine Therapy' in three languages.

With best wishes,

Yours sincerely,

11/9/2018

(N. Yuvaraj)

Shri Jagdish R. Bhurani,
D-1202, Mantri Elegance,
Bannerghatta Main Road,
Bangalore- 560076
Email: jbhurani@gmail.com

मुत्र चिकित्सेच्या सहाय्याने कर्करोग बरा करा

यांच्या द्वारे मिळालेल्या पत्राची कॉपी:-

लोकसभा सचिवालय,
पार्लमेंट हाउस एनेक्स, नवी दिल्ली तर्फे यांच्याकडे पत्र पाठवले आहे:-
श्री वैद्य राजेश कोटेचा, सेक्रेटरी,
आयुष मंत्रालय, भारत सरकार, नवी दिल्ली

LOK SABHA SECRETARIAT
COMMITTEE ON PETITIONS BRANCH

FAX: 23010756

PARLIAMENT HOUSE ANNEXE
NEW DELHI-110001

No. 13/CPB/2018/12394

Dated: 10 October, 2018

OFFICE MEMORANDUM

Subject: Representation received from Shri Jagdish R. Bhurani regarding promotion of Urine Therapy-*'Shivambhu'*.

The undersigned is directed to forward herewith a Representation of Shri Jagdish R. Bhurani dated 27.8.2018 (in original) on the above subject for taking such necessary action to the Ministry of AYUSH as they may deem fit in the matter. It is requested that the Representationist may be informed of the action taken in the matter under intimation to the Committee on Petitions, Lok Sabha.

(G.C. DOBHAL)
DEPUTY SECRETARY

Encl: **As above**.

Ministry of AYUSH,
(Shri Vaidya Rajesh Kotecha - Secretary)
Government of India,
AYUSH Bhawan,
GPO Complex, INA,
New Delhi-23.

No. 13/CPB/2018/12394

Dated: 10 October, 2018

Copy for information to Shri Jagdish R. Bhurani, D-1202, Mantri Elegance, Bannerghatta Main Road, Bangalore-560 076 (Karnataka). Kindly address all future correspondence to the Ministry mentioned above.

DEPUTY SECRETARY

जगदीश आर भूरानी

यांच्या द्वारे मिळालेल्या पत्राची कॉपी:-

जनसंपदा, कर्नाटक सरकार तर्फे पत्र यांच्याकडे पाठवण्यात आले आहे:-

आरोग्य आणि कुटुंब कल्याण विभाग,

आयुक्त, आरोग्य आणि कुटुंब कल्याण विभाग, बंगळूर

ಇಜನಸ್ಪಂದನ ಕರ್ನಾಟಕ ಸರ್ಕಾರ
e-Janaspandana Government of Karnataka

ಮನವಿಸ

ಸಂಖ್ಯೆ/Grievance No. **51763567**

ಫಿರ್ಯಾದುದಾರ/ಅರ್ಜಿದಾರರ ವಿವರಗಳು/Complainant / Petitioner Details		
Status:PENDING	Submission Date:30/10/2018	Expected Resolution Date:29/11/2018
ಹೆಸರು/Name :/ಮೊಬೈಲ್* /Mobile :	Shri Jagadish R. Bhurani/NOT GIVEN	
ಜಿಲ್ಲೆ/District :/ತಾಲ್ಲೂಕು/Taluk :	ಬೆಂಗಳೂರು/Bangalore/NA	
ವಿಳಾಸ/Address :	Shri Jagadish R. Bhurani, D.1202, Manthri Elegance, Bannerughtta Main Road, Bengaluru-560 076. (PRS No- C/0609180116, Dairy No-2557)	
ಮುಖ್ಯ ಇಲಾಖೆ/Main-Department:	ಆರೋಗ್ಯ ಮತ್ತು ಕುಟುಂಬ ಕಲ್ಯಾಣ ಇಲಾಖೆ/Department of Health and Family Welfare	
ಉಪ ಇಲಾಖೆ/Sub-Department:	ಆಯುಕ್ತರು- ಆರೋಗ್ಯ ಮತ್ತು ಕುಟುಂಬ ಕಲ್ಯಾಣ ಇಲಾಖೆ- ಬೆಂಗಳೂರು 09/Commissioner- Health and Family Welfare Department- Bangalore-09	
ವಿಷಯ/Subject* :	Promote Urine Therapy Shivambu and Save Life.	
Sub-Subject	Promote Urine Therapy Shivambu and Save Life.	
ವಿವರಣೆ/Description :	NOT GIVEN	

ಅರ್ಜಿದಾರರಿಗೆ:

ನಿಮ್ಮ ಮನವಿಯನ್ನು ಅಗತ್ಯಕ್ರಮಕ್ಕಾಗಿ ಮೇಲೆ ತಿಳಿಸಿದ ಉಪ ಇಲಾಖೆಗೆ ಕಳುಹಿಸಲಾಗಿದೆ. ಹೆಚ್ಚಿನ ಮಾಹಿತಿಗಾಗಿ ಸದರಿ ಇಲಾಖೆಯನ್ನು ಸಂಪರ್ಕಿಸಿ ಮಾಹಿತಿ ಪಡೆಯಬಹುದಾಗಿದೆ.

ಆರ್. ಕಲಾವತಿ ಬಾಯಿ 2/11/18
(ಆರ್. ಕಲಾವತಿ ಬಾಯಿ)
ಸರ್ಕಾರದ ಅಧೀನ ಕಾರ್ಯದರ್ಶಿ-2
ಸಿಆಸುಇ(ಜನಸ್ಪಂದನ)

http://www.espandana.karnataka.gov.in/cms/portal/home/ejs/ejsGrievanceDetails.jsf 10/30/2018

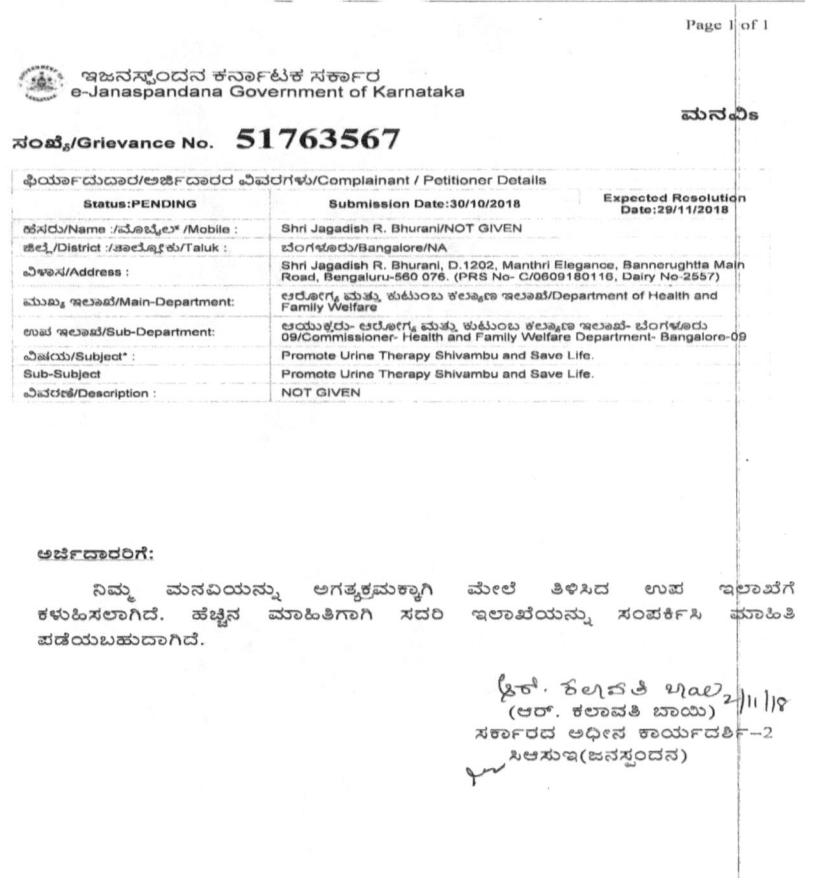

मुत्र चिकित्सेच्या सहाय्याने कर्करोग बरा करा

"मुत्र चिकित्सेचे नैसर्गिक फायदे"
ह्या कन्नड भाषेतील प्रथम पुस्तकाचे प्रकाशन
श्री. अण्णा हजारे यांच्या हस्ते, जिंदाल, बंगळूर, २०१२

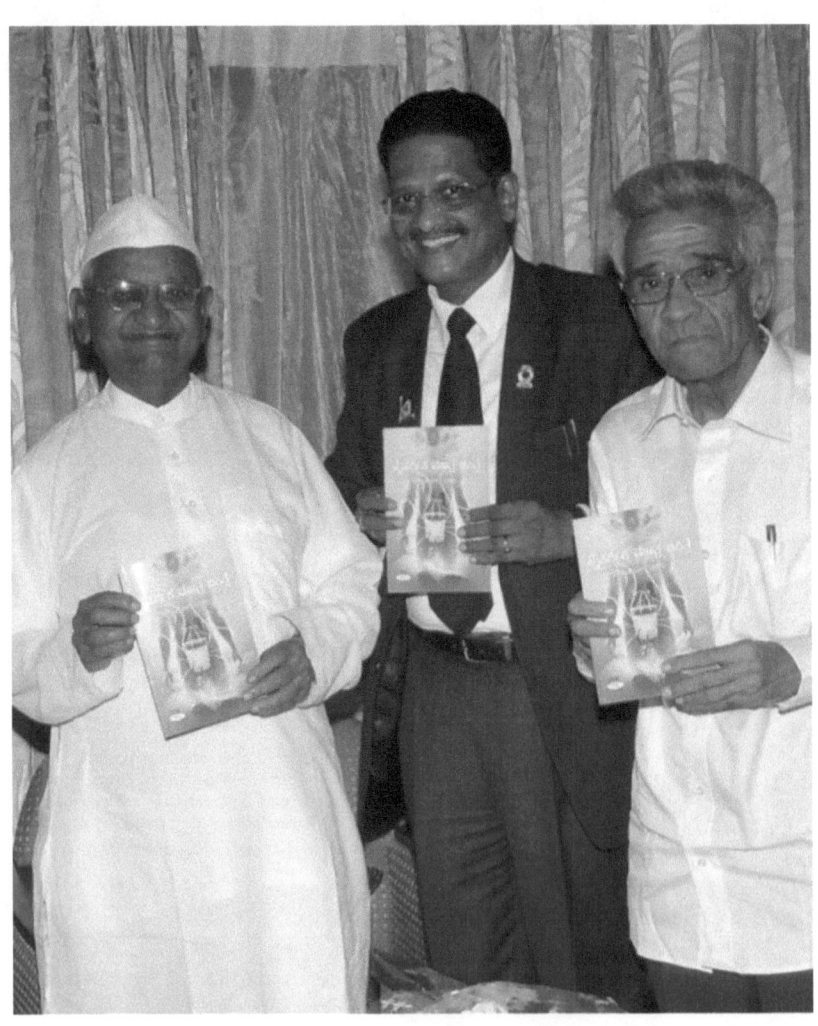

जगदीश आर भूरानी

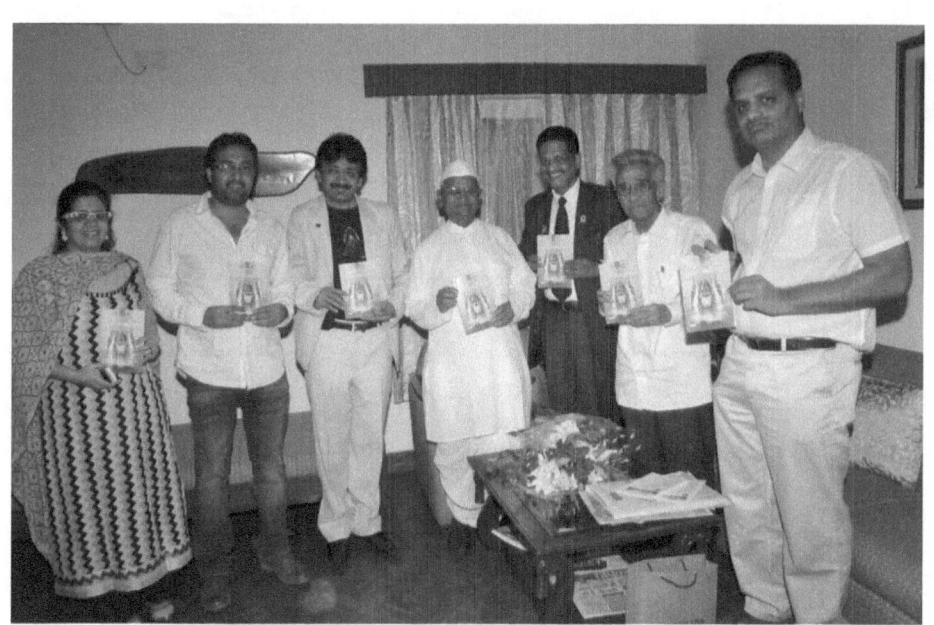

मुत्र चिकित्सेच्या सहाय्याने कर्करोग बरा करा

"मुत्र चिकित्सेचे नैसर्गिक फायदे"
ह्या पुस्तकाचे प्रकाशन
नोशन प्रेस, चेन्नई यांच्याद्वारे इंग्रजी, हिंदी, तमिळ आणि कन्नड भाषेमध्ये ग्रँड मगरथ हॉटेल, बंगळूर, गुरुवार, २६ मे, २०१६ रोजीउद्घाटन केले:

डॉ. के. बी. लिंगे गौडा, किदवई मेमोरियल इन्स्टिट्यूट ऑफ ऑन्कोलॉजी चे संचालक

डॉ. के. सी. बल्लाळ, अखिल भारतीय एन.आय.एम.ए. चे माजी अध्यक्ष, नवी दिल्ली

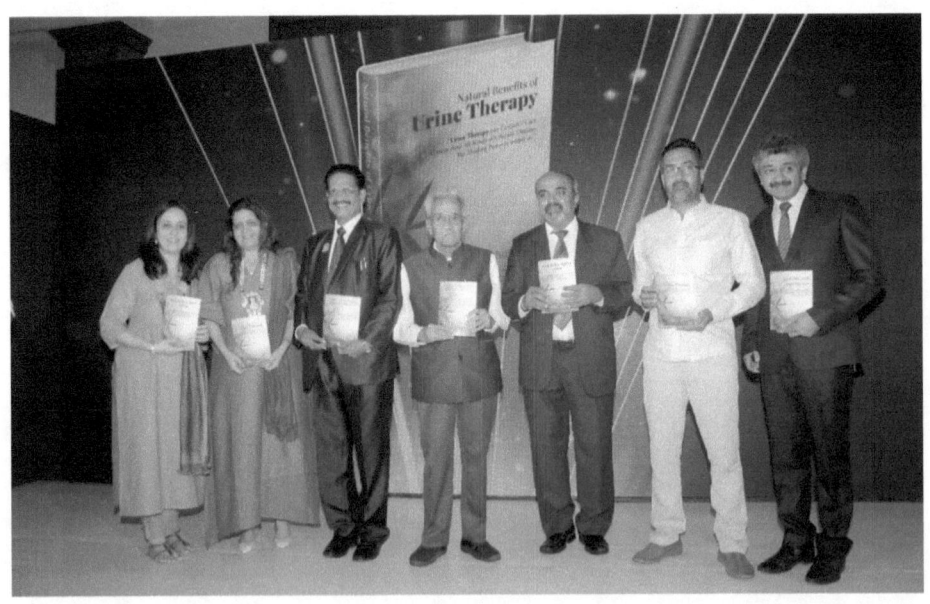

डावीकडून: सोनी भूरानी, सिमरीन भूरानी, डॉ. के.सी. बल्लाळ, जगदीश भूरानी, डॉ. के.बी.लिंगे गौडा, नवीन भूरानी, संतोष भूरानी

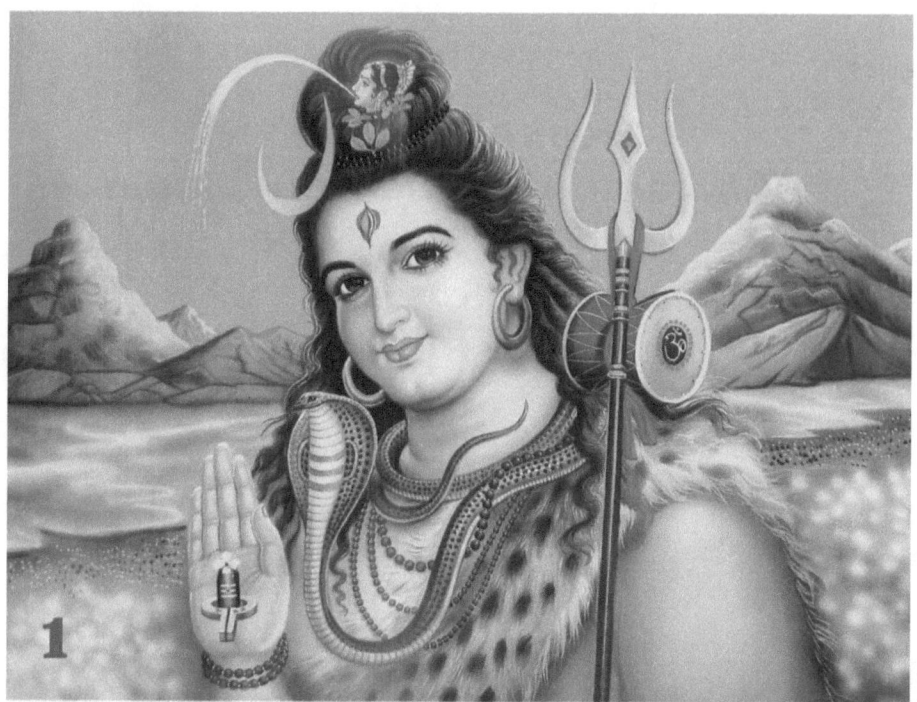

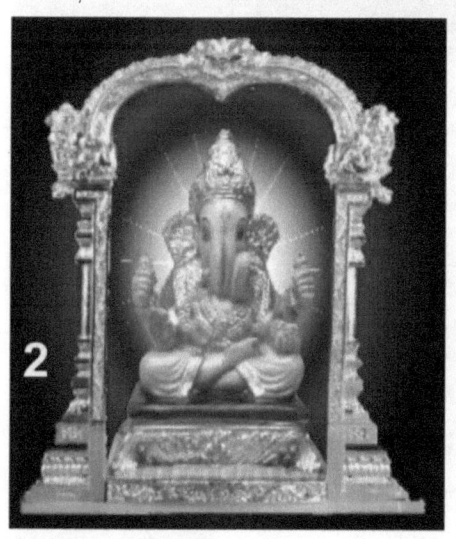
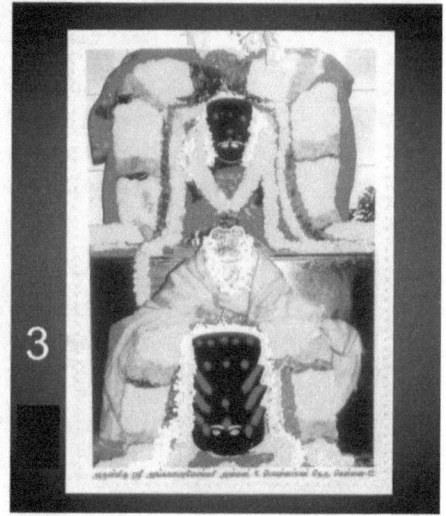

1. भगवान शिव
2. श्री गणेश
3. श्री अंगला परमेश्वरी माता

Health is Wealth
"Shivambu" is the Holy Liquid
The Nectar of Life

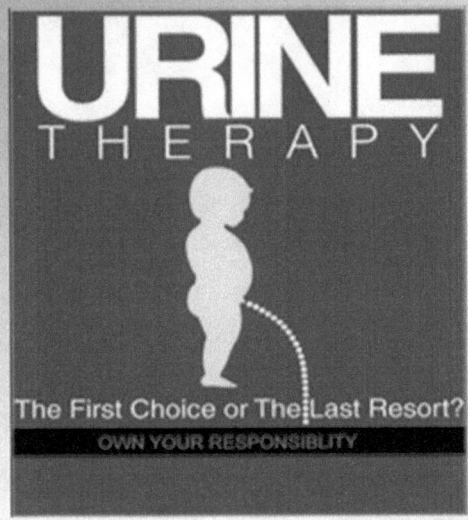

"Knowledge is an Ocean"
The have-s should share it with have-not
The Ocean will become Nectar
And the World much better

For more details:
- Case history, Diagnosed Reports & video recording of Cancer Patients.
- Case History & video recording of patients suffering from various diseases.
- Testimonials of patients suffering from Cancer & other various diseases.
- Benefits of Urine Therapy.
- Method of Treatment.
- Download in English, Hindi, Tamil and Kannada.

Visit: www.urinetherapy.in

JAGDISH R. BHURANI
BENGALURU - 560076

E-mail: jbhurani@gmail.com
Mob: - 093428 72578

www.ingramcontent.com/pod-product-compliance
Lightning Source LLC
Chambersburg PA
CBHW030751180526
45163CB00003B/979
9781647835927